Das Marfan-Syndrom

Marfan Hilfe (Deutschland) e.V.

Das Marfan-Syndrom

Mit 42 Abbildungen

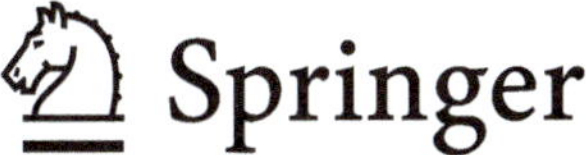

Marfan Hilfe (Deutschland) e.V., Eutin, Germany

ISBN 978-3-662-53258-4   978-3-662-53259-1 (eBook)
DOI 10.1007/978-3-662-53259-1

Die Deutsche Nationalbibliothek verzeichnet diese Publikation in der Deutschen Nationalbibliografie; detaillierte bibliografische Daten sind im Internet über http://dnb.d-nb.de abrufbar.

Umschlaggestaltung: deblik Berlin
Fotonachweis Umschlag: © Handgelenkzeichen: Beim Umgreifen des Handgelenks überlappen Daumen und kleiner Finger. Das Handgelenkzeichen kann ein Hinweis auf das Marfan-Syndrom sein.

Gedruckt auf säurefreiem und chlorfrei gebleichtem Papier

Springer ist Teil von Springer Nature
Die eingetragene Gesellschaft ist Springer-Verlag GmbH Germany
Die Anschrift der Gesellschaft ist: Heidelberger Platz 3, 14197 Berlin, Germany

Die Marfan Hilfe (Deutschland) e. V. bedankt sich bei allen ehrenamtlichen Aktiven für die Mitarbeit. Ohne das Mitwirken vieler Hände und Köpfe wäre die Erfüllung unserer Aufgaben nicht möglich.

Dieses Buchprojekt konnte durch die bundesweite Selbsthilfeförderung der DAK (Deutsche Angestellten Krankenkasse) verwirklicht werden.

Geleitwort

■ Wer liest dieses Buch?

Sie lesen diesen Text wahrscheinlich um herausfinden, ob sich das Buch für Sie lohnt. Wer liest diesen Ratgeber normalerweise? Die Marfan Hilfe (Deutschland) stellt das Buch ihren Mitgliedern zur Verfügung. Das sind gegenwärtig etwa 1200 Menschen, die ein Marfan-Syndrom haben, oder ihre Familien. Natürlich ist das Buch auch frei verkäuflich, und einige medizinische Fakultäten führen es in ihren Bibliotheken.

Wir schreiben das Buch für Menschen, die mehr über das Marfan-Syndrom wissen möchten: Menschen mit der Sorge, dass sie ein Marfan-Syndrom haben könnten, Menschen bei denen ein Marfan-Syndrom diagnostiziert ist, Angehörige von Betroffenen, Ärzte, die Patienten mit Marfan-Syndrom behandeln, Studenten, die sich für diese komplexe genetische Erkrankung interessieren, und immer wieder auch Neugierige, die von einer Erkrankung fasziniert sind, von der vermutet wird, dass sie so interessante Menschen wie Tutanchamun, Abraham Lincoln und Niccolo Paganini betroffen hat. Wir schreiben das Buch klar und einfach, ohne dabei medizinische Fakten zu verkürzen. Wir vermitteln vor allem das Wissen, das für den Betroffenen oder für den Arzt von praktischem Nutzen ist.

■ Wer schreibt dieses Buch?

Die Marfan Hilfe (Deutschland) e. V. ist Herausgeber dieses Buches. Das Buch ist das Werk von Menschen, die selber ein Marfan-Syndrom haben oder Menschen mit Marfan-Syndrom behandeln. Sie wissen also, worauf es ankommt. Die erste Version erschien im Jahre 2007. Schon bald war die erste Auflage des Ratgebers vergriffen. Das letzte Druckexemplar überreichten wir im Dezember des Jahres 2012 an ein Neumitglied der Marfan Hilfe. Erst im Dezember 2014 konnten wir die Finanzierung eines neuen Ratgebers sicherstellen. Der Vorstand der Marfan Hilfe beschloss, statt einer einfachen Neuauflage eine völlig neue Version des Ratgebers zu erstellen.

Die Autoren der nicht-medizinischen Beiträge sind Mitglieder der Marfan Hilfe. Sie haben langjährige Erfahrung in der Patientenselbsthilfe: Als Patienten im Deutschen Gesundheitssystem, als Berater von Betroffenen, als Organisatoren von Regionalgruppen, als Veranstalter von Patientenseminaren, als Ansprechpartner für Ärzte auf Fachkongressen und vieles mehr.

Die Autoren der medizinischen Beiträge sind Ärzte, von denen keiner einfach sein Fachwissen abspult. Jeder Autor schreibt mit Herzblut und aus tiefer ärztlicher Überzeugung. Ihre Überzeugungen sind gewachsen aus reiflicher Überlegung, aus eingehendem Studium der Fachliteratur, aus eigener wissenschaftlicher Arbeit und vor allem: aus langjährigem, vertrauensvollem Umgang mit Menschen, die ein Marfan-Syndrom haben.

▪ Was nützt dieses Buch?

Wir schreiben das Buch, weil wir glauben, dass Wissen hilft. Ich selber gelangte zu dieser naheliegenden Einsicht durch ein eigentümliches Erlebnis: Vor vielen Jahren führte eine Doktorandin aus der Psychosomatik der Universitätsklinik Hamburg-Eppendorf eine Befragung von Menschen durch, die wir wegen des Verdachts auf Marfan-Syndrom untersucht hatten. Als sie fertig war, zeigte sie mir ihre Statistik. Die Menschen, bei denen wir kein Marfan-Syndrom nachweisen konnten, hatten hohe »Angstwerte« und nur wenig »Lebensqualität«. Die Menschen, bei denen wir ein Marfan-Syndrom diagnostiziert hatten, zeigten dagegen deutlich weniger Angst und höhere Lebensqualität. »Mit Marfan besser als ohne?!« Ich hielt das für einen schlechten Scherz und dachte, die Doktorandin hätte die Zahlen vertauscht. Ihre Statistik war aber korrekt. Ich erfuhr, dass die psychosomatische Forschung vielfach gezeigt hat, dass Unwissen und Unsicherheit für den Menschen quälender sind als eine klare Diagnose.

Wissen kann vielen Menschen mit Marfan-Syndrom helfen. Sie kennen ihre gesundheitlichen »Schwachstellen«, und sie wissen, wie sie diese ausgleichen. Sie wissen, wann und warum sie regelmäßig zum Arzt gehen, und wie sie bei bestimmten Symptomen reagieren. Sie wissen aber auch, was sie trotz Marfan-Syndrom alles machen können. Dieser Aspekt ist uns besonders wichtig. Verbote und Einschränkungen werden Betroffenen oft aus Mangel an Wissen auferlegt. Schließlich stellen sie fest, dass sie auch mit einer seltenen Erkrankung noch lange nicht alleine sind. Und ihr Wissen gibt ihnen Zuversicht, um ihr Leben wieder beherzt in die Hand zu nehmen. Die Marfan Hilfe betrachtet es als ihre Aufgabe, ihnen mit Wissen, Rat und Tat beizustehen. Das Buch in ihren Händen ist ein Kernstück dieser Arbeit.

Ihr
Yskert von Kodolitsch
(Hamburg, 20.08.2016)

Vorwort

Das Marfan-Syndrom ist eine einzigartige Krankheit:

Betroffen sind meist ganz unterschiedliche Organe, der Schweregrad der Organerkrankung reicht von minimalen, klinisch nicht bedeutsamen Störungen bis zu einem schweren Organbefall. Entsprechend unterschiedlich ist das Beschwerdebild und auch die Lebenserwartung der Patienten. Die Krankheit ist nicht heilbar, aber heutzutage gut therapeutisch beeinflussbar. Diese Charakteristika stellen an Arzt und Patienten besondere Anforderungen. Notwendig ist der Spezialist für die jeweils betroffenen Organe, aber auch der Arzt, der von dem Gesamtbild der Erkrankung etwas versteht und die Spezialisten koordiniert. Bei einem Arzt muss die Gesamtverantwortung für den Patienten liegen. Dieser ist auch der primäre Ansprechpartner des Kranken.

Zur optimalen Diagnostik und Therapie gehört der Patient mit Marfan-Syndrom immer in die Hand des mit dieser Krankheit vertrauten Fachmanns.

Zu dieser Betreuung gehört auch, dass sich der verantwortliche Arzt Zeit für das Gespräch mit dem Patienten nimmt. Die aufwendige Diagnostik und Therapie wird vom Patienten erfahrungsgemäß nur dann ohne Probleme hingenommen, wenn er Ursache und Mechanismus der Krankheitsentstehung nachvollziehen kann. Dieses Thema kann in einem ersten Gespräch nur angestoßen werden.

Infolge der Komplexität des Krankheitsbildes stellen sich dem Patienten immer neue Fragen. Diese zu beantworten braucht es den fachkompetenten betreuenden Arzt. Wertvolle Ergänzung dieser Gespräche ist der hier in aktualisierter Form vorliegende Ratgeber des Patienten. Selbst für den wissbegierigen Marfan-Patienten wird es nach dem Studium dieses Ratgebers kaum Fragen geben, die offen bleiben.

Kann der Patient den Inhalt dieses Ratgebers nicht auch im Internet nachlesen? Nein, dem ist nicht so! Im Gegenteil, die Informationen im Internet sind für den Patienten eher verwirrend und irreführend. Gesichertes steht neben Spekulativem, Richtiges neben Falschem, Veraltetes neben Neuem.

Ganz anders der Inhalt des Ratgebers. Die Informationen sind sachlich richtig und ausgewogen. Sie werden in einer für den Patienten verständlichen Sprache angeboten. Durch den Ratgeber werden unberechtigte Befürchtungen und Ängste ebenso wenig geweckt, wie unrealistische Erwartungen. Nach Studium dieses Ratgebers ist der Marfan-Kranke im besten Sinne informiert und aufgeklärt. Dieses Ziel der Patienteninformation und Aufklärung ist für alle Herzpatienten erstrebenswert. Insofern stimmen der Inhalt dieses Ratgebers und die Ziele der Deutschen Herzstiftung gut miteinander überein.

Prof. emeritus Dr. Thomas Meinertz
Vorsitzender der Deutschen Herzstiftung
Ehem. Direktor der Klinik Innere Medizin/Kardiologie am
Universitätskrankenhaus Hamburg-Eppendorf (UKE)
und später am Universitären Herzzentrum Hamburg (UHZ).

Inhaltsverzeichnis

1 Geschichte des Marfan-Syndroms 1
Marina Vogler
Literatur 3

2 Selbsthilfe wirkt! 5
Susanne London-Tinner
2.1 Was Selbsthilfe für die Marfan Hilfe bedeutet 7

3 Krankheitsmanagement 9
Sonja Wessels
3.1 Die Krankenakte 10
3.2 Die Termine 10
3.2.1 Nur kein Stress! 10
3.2.2 Nach dem Termin ist vor dem Termin 11
3.3 Welche Dinge sollte ich als Patient wissen? 11
3.4 Langfristverordnung 11
3.5 Marfan-Reha 12

4 Fragen aus dem Alltag 13
Marina Vogler

5 Sport und Fitness im Alltag – Möglichkeiten und Grenzen beim Marfan-Syndrom 19
Elke Roser

6 Schwangerschaft und Geburt 23
Meike Rybczynski
6.1 Prävention 24
6.2 Beratung 24
6.3 Medikation 25
6.4 Betreuung 25
6.5 Stillen 25

7 Psychokardiologie 27
Meike Rybczynski
7.1 Belastung 28
7.2 Störungen der Körperwahrnehmung 28
7.3 Familiäre Belastung 28
7.4 Akzidentelles (unbeabsichtigtes) Risikoverhalten 29
7.5 Gender-spezifische Aspekte 29
7.6 Allgemein 29

**8   Die Gent-Nosologie: Ein diagnostisches Werkzeug bei Verdacht
     auf Marfan-Syndrom**   31
Peter N. Robinson Yskert von Kodolitsch

**8.1   Klinische Strategien für die Diagnosestellung bei Verdacht
       auf Marfan-Syndrom**   32
8.2   Diagnostische Kriterien für das Marfan-Syndrom   33
8.3   Die richtige Anwendung der zweiten Gent-Nosologie   34

9   Losartan und das Marfan-Syndrom   37
Yskert von Kodolitsch, Peter N. Robinson

Literatur   39

10   Die Differentialdiagnose des Marfan-Syndroms   41
Peter N. Robinson, Yskert von Kodolitsch

10.1   Loeys-Dietz-Syndrom   42
**10.2   Isolierte Neigung zur Dilatation (Erweiterung) oder Dissektion
        (Längsspaltung) der aufsteigenden Aorta.**   42
10.3   Mitralklappenprolaps   43
10.4   Isolierte Skelettabnormalitäten   43
10.5   Isolierte Ectopia lentis (Linsenschlottern).   43
**10.6   MASS-Syndrom (Myopie, Mitralklappenprolaps, geringe
        Aortenerweiterung, Striae und Skelettbeteiligung)**   43
10.7   Das Beals-Hecht-Syndrom   43
10.8   Das Stickler-Syndrom   44
10.9   Das neonatale Marfan-Syndrom   44
10.10   Andere Syndrome   44
10.11   Genpanel-Diagnostik   44

11   Vererbung und Genetische Tests   47
Kerstin Kutsche

11.1   Vererbung   48
11.1.1   Das Marfan-Syndrom wird autosomal-dominant vererbt   48
11.1.2   Die klinische Ausprägung des Marfan-Syndroms ist von Person zu Person
        unterschiedlich und nicht individuell vorhersagbar   49
11.1.3   Das Marfan-Syndrom kann in einer Familie neu auftreten   49
11.1.4   Kinder mit einer Mutation in beiden *FBN1*-Genen sind in der Regel
        sehr schwer betroffen   50
11.2   Genetische Tests   50
11.2.1   Gene, DNA und Mutationen   50
11.2.2   Vor einer genetischen Untersuchung des *FBN1*-Gens muss die Person,
        bei der diese Analyse durchgeführt wird, aufgeklärt werden und eine
        schriftliche Einwilligung geben   51
11.2.3   Bei der genetischen Untersuchung des *FBN1*-Gens wird die Basenabfolge
        des Gens bestimmt   52
11.2.4   Bei einem kleinen Teil der Personen mit Marfan-Syndrom fehlen größere
        Abschnitte des *FBN1*-Gens   52

11.2.5   Die molekulare Mutationsanalyse des *FBN1*-Gens hilft in vielen Fällen
         bei der Diagnosestellung und der medizinischen Langzeitbetreuung
         von Personen mit Marfan-Syndrom   53

11.2.6   Durch neue molekulargenetische Techniken können heutzutage viele Gene
         gleichzeitig und schnell bei einer Person untersucht werden   53

12   Psychosoziale Aspekte des Marfan-Syndroms   57
         Dieter Benninghoven

12.1   Gesundheitsbezogene Lebensqualität   58
12.2   Kindliche Entwicklung, Jugend und frühes Erwachsenenalter   58
12.3   Familie und Sexualität   59
12.4   Arbeitswelt   59
12.5   Psychologische Befindlichkeit und Krankheitsbewältigung   59
12.6   Behandlung   60

13   Fibrillin-1 im Bindegewebe   63
         Karina A. Zeyer, Dieter P. Reinhardt

13.1   Einführung   64
13.2   Mikrofibrillen   64
13.3   Fibrilline   64
13.4   Funktionen des Fibrillin-1   65

14   Das Herz bei Marfan-Syndrom   67
         Nele Gessler, Klaus Kallenbach, Yskert von Kodolitsch

14.1   Herzklappenerkrankungen   68
14.1.1   Operative Behandlung der Mitralklappeninsuffizienz   70
14.2   Herzrhythmusstörungen und Herzschwäche   70
14.2.1   Medikamentöse Therapie   71
14.3   Schlafbezogene Atmungsstörungen   71
14.3.1   Obstruktive Schlafapnoe   72
14.3.2   Zentrale Schlafapnoe   72
14.4   Empfehlungen im Überblick   73
14.5   Was ist ein Notfall, und wie reagiert man richtig?   74

15   Die Aorta bei Marfan-Syndrom   75
         Klaus Kallenbach, Yskert von Kodolitsch

15.1   Anatomie   76
15.2   Krankheitsbilder   76
15.2.1   Aortenaneurysma   76
15.2.2   Aortendissektion   77
15.2.3   Vorgehen bei Notfällen   78
15.3   Chirurgische Therapien   79
15.3.1   Aorta   79
15.3.2   Aortenwurzel   80
15.3.3   Bentall-Operation   80
15.3.4   Aortenklappenerhaltende Operation   81
15.3.5   Postoperatives Vorgehen   84

16   Die Echokardiographie   87
Helke Schüler

16.1   Einleitung   88
16.2   Methode der Echokardiographie   88
16.3   Durchführung der Echokardiographie   89
16.4   Zusammenfassung: 90

17   Augen – Vorderer Abschnitt   91
Detlef Holland

17.1   Anatomische Erläuterungen   92
17.2   Allgemeine Erläuterungen   93
17.3   Chirurgische Erläuterungen   93
17.3.1   Überlegungen zur Vorbereitung der Operation   94
17.3.2   Zeitpunkt der Operation   94
17.3.3   Die Operation   95
17.3.4   Erläuterungen zu modernen Operationsverfahren   95
17.3.5   Intra- und postoperative Komplikationen   97
17.4   Fazit: 98

18   Veränderungen im hinteren Augenabschnitt   99
Karsten Klabe, Hakan Kaymak

18.1   Welche Veränderungen des hinteren Augenabschnittes treten
bei Marfan Patienten auf?   100
18.2   Kann ich selbst eine Netzhautablösung erkennen?   101
18.3   Wie soll ich mich bei Auftreten von Symptomen verhalten?   102
18.4   Welche ähnlichen Störungen gibt es in diesem Zusammenhang?   102
18.5   Wie wird ein Netzhautloch behandelt?   102
18.6   Wie wird eine Netzhautablösung behandelt?   103
18.6.1   Plomben-OP, Cerclage (Umgürtung)   103
18.6.2   Vitrektomie   103
18.7   Wie muss ich mich nach einer Netzhautoperation verhalten?   104
18.8   Besteht ein Risiko für das andere Auge, ebenfalls eine Netzhautablösung
zu erleiden?   105
18.9   Kann ich eine Netzhautablösung prophylaktisch behandeln
oder durch Veränderung meiner Lebensumstände verhindern?   105

19   Glaukom   107
Florian Rüfer

19.1   Schadensmechanismus   108
19.2   Ursache des erhöhten Augeninnendrucks   108
19.3   Symptome bei Glaukom   109
19.4   Glaukom beim Marfan-Syndrom   109
19.5   Behandlungsmöglichkeiten   109

20   Manifestation des Marfan-Syndroms am muskuloskelettalen System 111
Thomas Wirth

20.1   Allgemeines 112

20.2   Skoliose 113

20.3   Hüftgelenk – Protrusio acetabuli 115

20.4   Fuß- und Zehendeformitäten 117

20.5   Andere Gelenkveränderungen 119

Literatur 119

21   Zahnmedizin 121
Alexander Rahman

21.1   Die Zähne und der Zahnhalteapparat 122

21.1.1   Wie entsteht Karies? 122

21.1.2   Die Auswirkung einer Parodontitis 122

21.1.3   Was ist ein Implantat? 123

21.2   Kieferorthopädische Aspekte 123

21.2.1   Kiefergelenksprobleme 123

21.3   Prävention 124

21.4   Antibiotika bei zahnärztlichen Eingriffen 124

22   Die Dura bei Marfan-Syndrom 125
Yskert von Kodolitsch, Peter N. Robinson

22.1   Was ist die Dura? 126

22.2   Was ist eine Duraektasie? 126

22.3   Wie häufig ist die Duraektasie bei Marfan-Syndrom? 128

22.4   Wie erfolgt die Diagnose einer Duraektasie? 129

22.5   Welche Beschwerden und Komplikationen treten bei Duraektasie auf? . . 130

22.5.1   Spontanes cerebro-spinales Liquor-Leck (CSF) 130

22.5.2   Riesen-Meningozelen 130

22.5.3   Wirbelfrakturen 130

22.5.4   Abgeschwächte Wirkung einer Spinalanästhesie 131

22.6   Wie wird eine Duraektasie behandelt? 131

Literatur 131

23   Die Lunge bei Marfan-Syndrom 133
Yskert von Kodolitsch, Peter N. Robinson

23.1   Einführung 134

23.2   Was ist ein Pneumothorax? 134

23.3   Wie häufig ist ein Pneumothorax bei Marfan-Syndrom und wen trifft es? 134

23.4   Wie erkennt man einen Pneumothorax? 135

23.5   Wie verhalte ich mich bei Pneumothorax? 135

23.6   Wie vermeide ich einen Pneumothorax? 136

23.7   Welche anderen Lungenprobleme treten bei Marfan-Syndrom auf? 136

23.7.1   Blebs und Bullae 136

23.7.2   Lungenfunktionsstörungen 136

23.7.3   Lungenemphysem 137

23.7.4   Bronchiektasen und Bronchioliektasen 137

24   Bauchschmerz bei Marfan-Syndrom   139
Yskert von Kodolitsch, Peter N. Robinson

24.1   Einführung   140

24.2   Akuter mechanischer Darmverschluss   140

24.3   Darmdivertikel   140

24.4   Zwerchfellhernien   141

24.5   Leberzysten und Nierenzysten   141

24.6   Bauchwandhernien   141

24.6.1   Leistenbrüche   141

24.6.2   Beckenbodenhernie   142

24.6.3   Narbenbrüche   142

Serviceteil   143

Glossar   144

Stichwortverzeichnis   150

Autorenverzeichnis

Benninghoven, Dieter, PD Dr. med.
Mühlenberg-Klinik
Frahmsallee 1–7
23714 Bad Malente-Gremsmühlen

Gessler, Nele, Dr. med.
Universitäres Herzzentrum Hamburg
Klinik für Kardiologie mit Schwerpunkt
Elektrophysiologie
Universitätsklinikum Hamburg Eppendorf
Martinistraße 52
20246 Hamburg

Holland, Detlef, Dr. med.
Nordblick Augenklinik Bellevue
Lindenallee 21–23
24105 Kiel

Kallenbach, Klaus, Prof. Dr. med.
INCCI HAERZ ZENTER
Institut national de chirurgie cardiaque et
de cardiologie interventionelle (INCCI)
2a, rue Ernest-Barblé
L-1210 Luxembourg

Kaymak, Hakan, Dr. med.
Breyer-Kaymak-Klabe Augenchirugie
Martin-Luther-Platz 22
40212 Düsseldorf

Klabe, Karsten, Dr. med.
Breyer-Kaymak-Klabe Augenchirugie
Martin-Luther-Platz 22
40212 Düsseldorf

von Kodolitsch, Yskert, Prof. Dr. med.
Deutsches Aortenzentrum Hamburg (DAZH)
Klinik für allgemeine und interventionelle
Kardiologie
Universitätsklinikum Hamburg Eppendorf
Martinistraße 52
20246 Hamburg

Kutsche, Kerstin, Prof. Dr. rer. nat.
Institut für Humangenetik
Universitätsklinikum Hamburg-Eppendorf
Campus Forschung
Martinistraße 52
20251 Hamburg

London-Tinner, Susanne
Marfan Hilfe (Deutschland) e.V.
Postfach 0145
23691 Eutin

Rahman, Alexander, Dr. med.
Zahn- und Kieferorthopädie
Carl-Neuberg-Straße 1
30625 Hannover

Reinhardt, Dieter, Prof. Dr. med.
McGill University, Canada
3640 rue University Montreal
Quebec, Canada

Robinson, Peter N., Prof. Dr. med.
Jackson Laboratory for Genomic Medicine
Farmington, Connecticut 06032, USA

Roser, Elke, Dr. med.
Katharinenhospital Stuttgart
Kriegsbergstraße 60
70174 Stuttgart

Rüfer, Florian, PD Dr. med.
Nordblick Augenklinik Bellevue
Lindenallee 21–23
24105 Kiel

Rybczynski, Meike, PD Dr. med.
Deutsches Aortenzentrum Hamburg (DAZH)
Klinik für allgemeine und interventionelle
Kardiologie
Universitätsklinikum Hamburg Eppendorf
Martinistraße 52
20251 Hamburg

Schüler, Helke, Dr. med.
Deutsches Aortenzentrum Hamburg (DAZH)
Klinik fur allgemeine und interventionelle
Kardiologie
Universitatsklinikum Hamburg Eppendorf
Martinistraße 52
20246 Hamburg

Vogler, Marina
Marfan Hilfe (Deutschland) e.V.
Postfach 0145
23691 Eutin

Wessels, Sonja
Marfan Hilfe (Deutschland) e.V.
Postfach 0145
23691 Eutin

Wirth, Thomas, Prof. Dr. med.
Orthopädische Klinik, Klinikum Stuttgart
Kriegsbergstraße 62
70174 Stuttgart

Zeyer, Karina A.
Marfan Hilfe (Deutschland) e.V.
Postfach 0145
23691 Eutin

Geschichte des Marfan-Syndroms

Marina Vogler

Literatur   – 3

Marfan Hilfe (Deutschland) e.V. (Hrsg.), *Das Marfan-Syndrom*,
DOI 10.1007/978-3-662-53259-1_1, © Springer-Verlag GmbH Deutschland 2017

Das Marfan-Syndrom (MFS) zählt zu den seltenen chronischen Erkrankungen und betrifft einen ganz bestimmten Bestandteil des Bindegewebes, das Fibrillin. Die Symptome des Marfan-Syndroms sind vielfältig und individuell ausgeprägt. Sie zeigen sich in verschiedenen Bereichen des Körpers und entwickeln sich manchmal erst während des Älterwerdens. Im Wesentlichen sind Herzklappen und Hauptschlagader, die Augen und der Körperbau mit Knochen, Gelenken, Sehnen und Muskeln betroffen. Man spricht wegen der zusammengehörenden Symptome von einem Syndrom.

Eine Krankheit gilt in Europa als selten, wenn sie mit einer Häufigkeit von höchstens 1:2.000 auftritt. Beim Marfan-Syndrom wird die Häufigkeit auf 1–2:10.000 geschätzt. Das bedeutet, dass in Deutschland mindestens 8.000 Menschen mit dem Marfan-Syndrom leben. In der Schweiz sind es ungefähr 750 und in Österreich 800 Betroffene. Seltenes wird selten entdeckt, daher zieht sich die Beschreibung des Marfan-Syndroms über viele Jahre hin. Am Ende des 19. Jahrhunderts begann die Historie der Krankheit, die wir heute Marfan-Syndrom nennen.

Am 28. Februar 1896 beschrieb der französische Kinderarzt Professor Antoine Bernard-Jean Marfan (1858–1942), anlässlich eines Vortrages in Paris, die ungewöhnlichen körperlichen Merkmale einer fünfjährigen Patientin. Ihm waren insbesondere die langen schmalen Gliedmaßen und die Wirbelsäulenverformung der kleinen Gabrielle aufgefallen. Zu diesem Zeitpunkt waren wesentliche Aspekte der Krankheit noch nicht bekannt. Erst im Laufe der folgenden 50 Jahre wurde erkannt, dass zum Marfan-Syndrom auch die Augenerkrankung und die Herz- und Gefäßerkrankung gehören.

Obwohl das MFS den Namen von Professor Marfan trägt, waren viele andere Wissenschaftler an der Beschreibung des Krankheitsbildes beteiligt. Dr. Weve aus Utrecht war der erste, der 1931 den Begriff Marfan-Syndrom verwendete. Ähnlich einem Puzzle fügten sich über Jahre einzelne Symptome in das Gesamtbild der Krankheit ein, woraufhin sich Diagnose und Behandlung weiterentwickelten (◘ Tab. 1.1).

Professor Victor McKusick beschrieb das Marfan-Syndrom 1955 ausführlich in seinem Beitrag »Heritable Disorders of Connective Tissue« (Erbliche Erkrankungen des Bindegewebes). Damit legte er einen Grundstein für die weiteren Entwicklungen.

Einen Meilenstein für das Überleben von Menschen mit Marfan-Syndrom setzte Professor Hugh Bentall 1968. Er hatte die Idee des »Composite Graft«, einer Gefäßprothese mit eingenähter künstlicher Herzklappe, die dann dem Patienten eingesetzt wurde. Dieses Verfahren wurde zur Standardmethode beim Aortenklappenersatz bei Marfan-Patienten.

Ende der 1980er Jahre wurde es in der Forschung spannend. Dr. Lynn Sakai entdeckte, dass es einen Zusammenhang zwischen dem Protein »Fibrillin« und dem Marfan-Syndrom gibt. Daraufhin begann die Suche nach dem verantwortlichen Gen. Diese Forschungen haben geholfen, die Mechanismen der Erkrankung ein wenig besser zu verstehen, auch wenn in der Forschung noch vieles offen bleibt. Der Versuch, die individuellen Ausprägungen der Krankheit bestimmten Mutationen im Fibrillin-Gen zuzuordnen, war bisher nicht sehr erfolgreich. Hier erhofft man sich eine bessere Risikoabschätzung und selbstverständlich sucht man auch nach Behandlungsmethoden.

Das Marfan-Syndrom präsentiert sich nicht als einheitliches Krankheitsbild, es fällt bei jedem Betroffenen unterschiedlich aus. Selbst innerhalb von Familien, bei denen die gleiche Gen-Mutation das Marfan-Syndrom begründet, gibt es große Varianzen in der Ausprägung der Symptome. Neben sehr milde betroffenen, fast unauffälligen Patienten gibt es auch schwere Fälle, die bereits im Kindesalter der Behandlung bedürfen. Bei vielen ist die Diagnose ein Zufallsbefund und einige Betroffene erfahren erst davon, wenn es zu Komplikationen kommt. Die Diagnostik ist daher ein besonders wichtiger Bereich. Hat man früher mit einfachen Mitteln

Tab. 1.1 Wichtige Schritte in der Erforschung des Marfan-Syndroms

1902	Achard	lockere Handgelenke und »Spinnenfinger«
1912	Salle	Herzerkrankung
1914	Börger / von Pfaundler	Augenerkrankung
1931	Weve	autosomal dominante Vererbung
1942	Rados	erste Übersichtsarbeit (204 Patienten)
1943	Jéquier	Lungenbeteiligung (Pneumothorax)
1943	Baer et al	Aortenerweiterung
1943	Etter und Glover	Aortendissektion
1955	McKusick	Bindegewebserkrankung
1960	Steinberg	Daumenzeichen
1968	Bentall und de Bono	Composite Graft (siehe Kapitel Herz)
1970	Walker und Murdoch	Handgelenkszeichen
1986	Sakai	Identifizierung von Fibrillin
1988	Beighton	Berlin Nosologie
1991	Dietz et al	FBN1-Mutation als Grund für MFS
1996	De Pape et al	Gent-Nosologie
2010	Loeys et al	revidierte Gent-Nosologie

wie dem Handgelenkszeichen (s. Coverbild) nach Hinweisen auf das MFS gesucht, so wurden die Diagnose-Schemata, die sogenannten Nosologien, im Laufe der Zeit ausgefeilter. Sie sollen helfen, eine eindeutige Diagnose des Marfan-Syndroms zu stellen und die ähnlichen Erkrankungen vom MFS abzugrenzen. Oft brauchen diese Krankheiten eine besondere Behandlung.

Literatur

MCKUSICK VA. Heritable disorders of connective tissue. III. The Marfan syndrome. J Chronic Dis. 1955 Dec;2(6): 609–644

Selbsthilfe wirkt!

Susanne London-Tinner

2.1   Was Selbsthilfe für die Marfan Hilfe bedeutet   – 7

Marfan Hilfe (Deutschland) e.V. (Hrsg.), *Das Marfan-Syndrom*,
DOI 10.1007/978-3-662-53259-1_2, © Springer-Verlag GmbH Deutschland 2017

In vielen Bereichen des Gesundheitswesens hat sich gezeigt, dass der Umgang mit einer unheilbaren, chronischen Erkrankung sowie deren Bewältigung leichter fallen, wenn man die Hilfe und Solidarität anderer Betroffener in Anspruch nehmen kann. Dies gilt insbesondere für Patienten mit einer seltenen Erkrankung wie dem Marfan-Syndrom, die in ihrem alltäglichen Umfeld in der Regel kaum mit anderen Betroffenen in Kontakt kommen würden. Das in einem Kreis an derselben Krankheit leidender Personen vorhandene, ganz besondere Verständnis, ein gegenseitiger Austausch von vergleichbaren Erfahrungen und die persönliche Beratung auf Patientenebene können in schwierigen Lebenssituationen sehr entlastend wirken. Sie vermitteln nicht nur ein Gefühl des tatsächlich »Verstandenwerdens«, sondern auch der aktiven Zugehörigkeit zu einer Gemeinschaft.

Angebote der gesundheitsbezogenen Selbsthilfe basieren auf dem freiwilligen Zusammenschluss und Engagement von Menschen, die entweder selbst eine chronische Erkrankung haben oder aber indirekt als Angehörige mitbetroffen sind. Charakteristisch für das Selbsthilfeprinzip ist ein hohes Maß an Eigeninitiative und Eigenverantwortung beim regelmäßigen und selbstbestimmten Austausch Betroffener sowie Angehöriger mit dem Ziel, die persönliche Lebensqualität jedes Teilnehmers zu verbessern. Die gemeinsame Auseinandersetzung mit der Bewältigung der durch die Erkrankung hervorgerufenen Belastungen stärkt die Kompetenz Betroffener. Sie werden zu Experten für ihre Erkrankung. Durch aktive Teilnahme im Rahmen ihrer individuellen Kenntnisse und Fähigkeiten übernehmen sie auch Selbstverantwortung und erreichen damit einen höheren Grad an Selbstbestimmung.

Die Treffen in einer Selbsthilfegruppe tragen letztlich auch zur besseren Orientierung in einem sich immer schneller entwickelnden, hoch spezialisierten Gesundheitssystem bei, das technisch aufwändige Untersuchungsverfahren besser honoriert als persönliche Zuwendung von Ärzten und Pflegepersonal und dessen Sprache und Terminologie für viele Patienten schwer verständlich ist.

Im Laufe der Zeit ist die Selbsthilfe zu einer wichtigen und anerkannten Säule des Gesundheitswesens geworden und stellt damit eine wertvolle Ergänzung zur professionellen medizinischen Versorgung dar. Selbsthilfe stärkt durch ihre präventive und rehabilitative Ausrichtung die Ressourcen chronisch kranker Menschen sowie die ihrer Angehörigen, und ihr Nutzen ist mittlerweile unumstritten.

Dieser Erkenntnis wird auch auf gesundheitspolitischer Ebene Rechnung getragen, indem die Arbeit von (regionalen) Selbsthilfegruppen und -kontaktstellen sowie übergeordneten Selbsthilfeorganisationen von unterschiedlichen Trägern (öffentliche Hand, Sozialversicherungsträger) auf vielfältige Weise gefördert wird.

Bereits seit dem Jahr 1992 gibt es eine gesetzliche Grundlage für die Selbsthilfeförderung durch die gesetzlichen Krankenkassen. Seit 2008 sind die Krankenkassen durch die Schaffung des § 20c SGB V (Sozialgesetzbuch) zur Förderung der Selbsthilfe verpflichtet. Dies geschieht entweder im Wege einer kassenübergreifenden Gemeinschaftsförderung – pauschal über einen Fonds – oder in Form einer Förderung individueller Projekte.

Die Selbsthilfeförderung der Krankenkassen und ihrer Verbände zielt darauf ab, für Betroffene leicht zugängliche Angebote zu unterbreiten und damit zu gewährleisten, dass Fördermittel effektiv zum Nutzen chronisch kranker Menschen und ihrer Angehörigen eingesetzt werden und gesundheitlich relevante Wirkungen entfalten. Antragsberechtige Organisationen müssen allerdings neben einer guten internen Kontrollstruktur auch die Kriterien der Gemeinnützigkeit erfüllen.

2.1 Was Selbsthilfe für die Marfan Hilfe bedeutet

Die Marfan Hilfe (Deutschland) e. V. wurde im Jahr 1991 von einer Gruppe Betroffener und Angehöriger als Selbsthilfeverein gegründet. Der Verein – eingetragen im Vereinsregister Stuttgart unter der Nr. 5059 – wird von einem Vorstand geleitet, der in seiner Arbeit auf allen Ebenen von vielen aktiven Mitgliedern unterstützt wird. Nahezu alle engagieren sich ehrenamtlich. Fachlichen Rat stellt ein medizinisch-wissenschaftlicher Beirat aus hochrangigen Ärzten unterschiedlicher Fachrichtungen zur Verfügung.

Durch gezielte Beschaffung und Verbreitung von Informationen tragen wir dazu bei, das Bewusstsein für das Marfan-Syndrom im Medizinbetrieb zu schärfen und es in der Öffentlichkeit bekannt zu machen. Dies geschieht auf vielfältige Weise, z .B. durch:

- Veranstaltung von Treffen regionaler Gruppen in vielen Bundesländern sowie eines bundesweiten Marfantages an jährlich wechselnden Orten, Angebot von wissenschaftlichen Referaten, Seminaren, Workshops und Möglichkeiten zum persönlichen Kontakt und Erfahrungsaustausch.
- Verfolgung aktueller medizinischer Entwicklungen durch den Besuch von Fachkongressen im In- und Ausland.
- Individuelle Telefonberatung durch langjährige Mitglieder bei Bedarf.
- Erstellung und Verbreitung von Publikationen an Mitglieder und Ärzte, öffentliche Plakataktionen, Informationsstände auf Fach- und Selbsthilfeveranstaltungen.
- Zusammenarbeit mit anderen Marfan-Organisationen im MEN Marfan Europe Network und im IFMSO International Federation of Marfan Syndrome Organizations.
- Mitgliedschaft in der BAGS Bundesarbeitsgemeinschaft Selbsthilfe e.V., der Allianz chronischer seltener Erkrankungen ACHSE e.V. sowie dem Bundesverband Herzkranke Kinder e.V.
- Förderung der Forschung zum Marfan-Syndrom durch Vergabe eines Forschungspreises.
- Teilnahme an Sitzungen des Gemeinsamen Bundesausschusses G-BA zum Thema ambulante interdisziplinäre Betreuung im Krankenhaus und durch Kooperationen niedergelassener Ärzte im Rahmen der Ambulanten Spezialfachärztlichen Versorgung gemäß § 116 b SGB V.

Um unsere Ziele effektiv zu verfolgen, brauchen wir eine gute Vernetzung mit Fachleuten und eine starke Gemeinschaft von möglichst vielen Mitgliedern und Förderern. Mit jeder Stärkung unserer finanziellen Basis, insbesondere aber auch mit jedem weiteren persönlichen Engagement können wir das Angebot für unsere Mitglieder verbessern und unserer Stimme in der Ärzteschaft und in der Öffentlichkeit mehr Gewicht verleihen.

Daher unsere Bitte: Werden Sie Mitglied, erleben Sie eine ganz besondere Gemeinschaft, profitieren Sie vom Erfahrungsaustausch mit andern Betroffenen, unterstützen Sie uns bei unserer Arbeit mit Ihren individuellen Kenntnissen und Fähigkeiten!

Krankheitsmanagement

Sonja Wessels

3.1   Die Krankenakte   – 10

3.2   Die Termine   – 10
3.2.1 Nur kein Stress!   – 10
3.2.2 Nach dem Termin ist vor dem Termin   – 11

3.3   Welche Dinge sollte ich als Patient wissen?   – 11

3.4   Langfristverordnung   – 11

3.5   Marfan-Reha   – 12

Marfan Hilfe (Deutschland) e.V. (Hrsg.), *Das Marfan-Syndrom*,
DOI 10.1007/978-3-662-53259-1_3, © Springer-Verlag GmbH Deutschland 2017

Chronische Erkrankungen sind eine Herausforderung für den Patienten und bedürfen immer eines gewissen Maßes an Selbstmanagement. Das Marfan-Syndrom ist eine Multiorganerkrankung und benötigt daher eine intensive Betreuung durch Spezialisten. Selbst viele Fachärzte kennen die Erkrankung nur aus dem Lehrbuch, daher ist es wichtig sich als Patient ein Grundwissen darüber anzueignen. Die Marfan Hilfe (Deutschland) e. V. empfiehlt den Besuch einer Marfan-Sprechstunde. Diese Spezialsprechstunden sind mittlerweile deutschlandweit an mehreren großen Unikliniken vertreten und speziell für die Bedürfnisse der Marfan-Patienten entwickelt worden. Der Besuch wird fachübergreifend organisiert und die Untersuchungsergebnisse werden durch einen koordinierenden Arzt zusammengetragen.

3.1   Die Krankenakte

Marfan-Patienten sollten sich mit ihrer Erkrankung auseinandersetzen. Dazu gehört z. B. die Führung einer Krankenakte. Fordern Sie Ihre Arztberichte immer an. Diese können zusätzlich digitalisiert werden. Auf einem USB-Stick können die Daten so problemlos mitgeführt werden. Das gleiche gilt für MRT- / CT- und Röntgenaufnahmen. Lassen Sie sich diese auf Datenträger brennen, auch wenn das mit zusätzlichen Kosten verbunden ist. Versuchen Sie die Befunde und Berichte nach System abzulegen, z. B. chronologische Sortierung nach Fachgebieten. In Deutschland besteht ein Rechtsanspruch auf ärztliche Befunde und Einsicht in die Krankenunterlagen.

3.2   Die Termine

Die Wartezeiten für eine Untersuchung in den Marfan-Sprechstunden sind teilweise recht lang, daher kümmern Sie sich frühzeitig um Ihre Termine. Sagen Sie bei der Terminvergabe genau, was bei dem Termin gemacht werden soll. Handelt es sich dabei um eine Diagnosestellung, Zweitmeinung, Operationsindikation, Jahresuntersuchung oder eine Problembesprechung? Wenn es sich um eine dringende Untersuchung handelt, sagen Sie dieses! Informieren Sie sich, was Sie mitbringen sollen (z. B. Überweisung, Arztberichte, Untersuchungsergebnisse von Langzeitblutdruckmessung, EKG, Blutwerte usw.). Besprechen Sie den Überweisungstext. Vor dem Termin besorgen Sie sich die Überweisung sowie fehlende Arzt- und Untersuchungsberichte. Notieren Sie sich laufend krankheitsbedingte Vorfälle und schreiben Sie Ihre Fragen bezüglich des Marfan-Syndroms und des Behandlungsverlaufs auf.

3.2.1   Nur kein Stress!

Reisen Sie zum Termin frühzeitig an. Wenn Sie die Klinik zum ersten Mal besuchen, informieren Sie sich über die Verbindungen mit dem öffentlichen Nahverkehr. Bei der Anreise mit dem Auto kann sich die Parkplatzsuche als schwierig herausstellen. Falls Sie augenärztlich untersucht werden, denken Sie daran, dass Sie nach der Gabe von pupillenerweiternden Augentropfen nicht selber fahren dürfen. Der Anmeldevorgang in großen Kliniken dauert meistens recht lange. Achten Sie darauf, ob eine Wartenummer gezogen werden muss. Planen Sie sehr viel Zeit für Ihren Termin ein und bewahren Sie Ruhe. Nehmen Sie sich etwas zur Beschäftigung mit, damit die Wartezeit angenehmer vergeht.

Ein solch intensiver Untersuchungstag ist sehr anstrengend. Versuchen Sie dennoch einen klaren Kopf zu behalten. Es wäre sinnvoll, den Zeitplan und Ablauf der Untersuchungen anfangs zu besprechen. Bei Unklarheiten fragen Sie jederzeit nach!

Im Anschluss an die Untersuchungen sollte ein Gespräch mit dem Arzt stattfinden, in dem das Ergebnis besprochen wird. Kurze Zeit nach dem Termin werden Sie einen Bericht erhalten, in dem noch einmal alle Ergebnisse zusammen gefasst sind. Die medizinischen Ausdrücke sind für einen Laien kaum verständlich und können sehr verunsichern. Vereinbaren Sie einen Termin bei Ihrem Hausarzt/ Ihrer Hausärztin und besprechen Sie den weiteren Verlauf. Bei Unklarheiten fragen Sie notfalls noch einmal in der Klinik nach.

3.2.2 Nach dem Termin ist vor dem Termin

Sorgen Sie für regelmäßige Kontrolluntersuchungen, auch wenn Sie keine schwerwiegenden gesundheitlichen Probleme haben. Eine kontinuierliche medizinische Überwachung dokumentiert den Krankheitsverlauf. Dieses ist später vielleicht einmal wichtig, wenn sich die Werte verändern und eine Operation zur Diskussion steht.

3.3 Welche Dinge sollte ich als Patient wissen?

Das Wissen über den eigenen Gesundheitszustand kann manchmal Leben retten. Marfan-Patienten sollten, auch ohne medizinische Kenntnisse, einige Details kennen. Dazu gehören unter anderem:
- Durchmesser der Aorta (Hauptschlagader) in den erweiterten Abschnitten,
- Grad der Klappeninsuffizienzen (Schlussunfähigkeit der Herzklappen),
- besondere Befunde,
- Augenerkrankungen,
- orthopädische Beschwerden,
- bisherige operative Eingriffe,
- Medikamentenunverträglichkeiten,
- Einnahme von Medikamenten,
- Allergien.

Weisen Sie in einem Notfall das Rettungspersonal auf die Krankheit und die Möglichkeit einer Aortendissektion hin. Bei Notfällen am Auge weisen Sie auf das Risiko für Netzhautablösungen und Linsenabriss hin. Über die Marfan Hilfe (Deutschland) e.V. können Sie sich einen Notfallausweis anfordern. Darin werden alle relevanten Daten eingetragen. Ihr behandelnder Arzt wird Ihnen beim Ausfüllen sicherlich behilflich sein. Der Ausweis sollte immer in der Nähe der Krankenversicherungskarte mitgeführt werden.

3.4 Langfristverordnung

Die meisten Marfan-Patienten haben mit einer Vielzahl orthopädischer Probleme zu kämpfen. Seit Anfang 2013 ist das Marfan-Syndrom in einer Auflistung von Erkrankungen aufgenommen worden, für die ein langfristiger Behandlungsbedarf sichergestellt wird. Die gesetzliche Grundlage für die sogenannte »Langfristverordnung« findet sich in § 32 Abs. 1a SGB V. Für die Diagnose Marfan-Syndrom mit der ICD-10 Nummer Q87.4 ist eine Verschreibung von Physiotherapie (Indikationsschlüssel WS2/EX2 und EX3/AT2) und für Ergotherapie (Indikationsschlüssel SB1/SB7) möglich. Es brauchen keine behandlungsfreien Intervalle eingehalten werden, somit ist eine kontinuierliche Behandlung gewährleistet. Die Verordnung wirkt sich budgetneutral für den verschreibenden Arzt aus. Bei einigen Krankenkassen muss die Langfristverordnung vorher genehmigt werden. Erkundigen Sie sich, ob Ihre Krankenkasse dazu gehört. Der Behandlungszeitraum muss mindestens ein Jahr betragen, eine zeitliche Grenze nach oben gibt es nicht.

3.5   Marfan-Reha

Seit 2014 verfolgt die Marfan Hilfe (Deutschland) e.V. das Projekt Marfan-Reha. Einmal pro Jahr wird eine speziell auf Marfan-Betroffene zugeschnittene Reha-Maßnahme angeboten. Weitere Informationen erhalten Sie direkt bei der Marfan Hilfe.

Fragen aus dem Alltag

Marina Vogler

Marfan Hilfe (Deutschland) e.V. (Hrsg.), *Das Marfan-Syndrom*,
DOI 10.1007/978-3-662-53259-1_4, © Springer-Verlag GmbH Deutschland 2017

Es gibt einige Fragen, die immer wieder an uns herangetragen werden. Einige häufig genannte Themen möchten wir hier darstellen. Unsere Antworten sind ausdrücklich keine Lösungen, sondern gesammelte Erfahrungen unserer ehrenamtlichen Mitarbeiter. Wenn Sie Fragen haben, die hier nicht genannt wurden, dann wenden Sie sich bitte direkt an die Marfan Hilfe (Deutschland) e.V. Möglicherweise können wir Ihnen einen geeigneten Gesprächspartner vermitteln.

- **Ist ein Kind mit Marfan-Syndrom genauso stark betroffen wie der Vater oder die Mutter?**

Nein, so lässt sich das nicht sagen. Ein Kind kann stärker oder schwächer vom Marfan-Syndrom betroffen sein als der Elternteil, von dem es die Krankheit geerbt hat. Innerhalb einer Familie kann das Marfan-Syndrom sehr unterschiedlich ausgeprägt sein. Haben zum Beispiel mehrere Kinder das Marfan-Syndrom geerbt, so ist es möglich, dass bei einem die Hauptsymptome bei der Augenerkrankung liegen, während das andere Kind stärker am Herz betroffen ist. Trotz gleicher Genmutation kommt es also zu unterschiedlicher Ausprägung der Krankheit.

- **Warum sind Menschen mit Marfan-Syndrom oft sehr groß und dünn?**

Nicht alle Betroffenen sind auffallend groß, was die Gefahr erhöht, nicht die richtige Diagnose zu erhalten. Eine konkrete Erklärung für das teilweise enorme Längenwachstum gibt es derzeit nicht. Es gibt auch keine besonderen Ernährungsvorschriften.

- **Ich trainiere regelmäßig, aber Muskeln bilden sich nur spärlich. Warum ist das so?**

Das Fitnesstraining sollten Marfan-Patienten mit ihrem Kardiologen besprechen. Es muss darauf geachtet werden, dass die Belastung moderat gehalten wird, um die Gefäßsituation nicht zu verschlechtern. Bodybuilding wird daher nicht empfohlen, ein individuell gestaltetes Ausdauertraining ist dagegen positiv zu sehen. Der Muskelaufbau erfolgt langsam. Den Grund kennt man nicht.

- **Reicht eine Genuntersuchung aus, um die Diagnose Marfan-Syndrom zu stellen?**

Die Diagnose Marfan-Syndrom orientiert sich an einer Vielzahl klinischer Symptome und der Genetik. Eine genetische Untersuchung allein wäre nicht sinnvoll.

- **Muss mein Kind zum Kieferorthopäden? Wie lange dauert die Behandlung?**

Marfan-Patienten haben häufig einen schmalen Kiefer und deswegen eng stehende Zähne. Lassen Sie sich so früh wie möglich von einem Kieferorthopäden beraten. Dieser kann einschätzen, ob und wann eine Behandlung sinnvoll ist. Die Behandlungsdauer ist individuell unterschiedlich.

- **Ich habe hin und wieder Sehstörungen, woran liegt das?**

Es gibt unterschiedliche Arten von Sehstörungen. Neben wirklichen Augenproblemen, die z. B. ein Hinweis auf Netzhauterkrankungen sein können (beispielsweise Blitze oder Russregen), gibt es auch andere Erklärungen wie Kreislaufprobleme, Stress, Durchblutungsstörungen oder Migräne. Dieses sollte ein Arzt abklären.

- **Ich habe nicht alle Symptome des Marfan-Syndroms. Bin ich dennoch betroffen?**

Das Marfan-Syndrom fällt bei jedem Betroffenen anders aus, und es müssen nicht alle Symptome vorhanden sein. Es gibt Menschen, die viele Symptome zeigen, andere sind äußerlich sehr milde betroffen. Über das Risiko der Herzerkrankung sagt das nichts aus. Eine eindeutige Diagnose ist oft weniger belastend als dauerhaft mit dem »Verdacht auf Marfan-Syndrom« zu leben. Bitte lassen Sie sich in einer Marfan-Sprechstunde beraten.

■ Soll ich einen Schwerbehindertenausweis beantragen?

Ein Schwerbehindertenausweis bringt Vorteile mit sich, abhängig vom Grad der Behinderung und den zugeordneten Kennzeichen. Vorteile sind beispielsweise steuerliche Vergünstigungen, ggf. Zusatzurlaub und erhöhter Kündigungsschutz, besondere Tarife in Museen oder Theatern, Vergünstigungen im öffentlichen Nahverkehr, Vergünstigungen beim Kauf eines Neuwagens usw. Mögliche Nachteile sind dort nicht auszuschließen, wo es um Arbeits- und Ausbildungsplätze geht. Hier kann die Schwerbehinderteneigenschaft auch nachteilige Auswirkungen haben, obwohl das nicht sein sollte.

■ Welchen Grad der Behinderung (GdB) bekommt man mit dem Marfan-Syndrom?

Das ist sehr individuell und hängt von den Symptomen ab. Eine pauschale Bewertung gibt es für das Marfan-Syndrom nicht. Die Einstufung in einen Grad der Behinderung (GdB) ist Ländersache und wird von Bundesland zu Bundesland unterschiedlich gehandhabt. Beschreiben Sie beim Antrag genau, auf welche Weise Sie durch die Krankheit behindert werden. Auch psychologische Beeinträchtigungen gehören dazu.

■ Ich bin seit langer Zeit extrem müde, liegt das am Marfan-Syndrom?

Gründe für Müdigkeit können z. B. im Herz-Kreislaufbereich, in der Lungenfunktion oder in der Psyche liegen. Ebenso machen einige Medikamente sehr müde, das kann man im Beipackzettel nachlesen. Die Beschwerden sollten mit dem Arzt, bzw. der Marfan-Sprechstunde diskutiert werden.

■ Wie erkläre ich meinem Kind das Marfan-Syndrom?

Viele Kinder bemerken schon früh, dass sie sich von anderen Kindern unterscheiden oder aber besonders behandelt werden. Die Fragen der Kinder sollten altersgerecht erklärt werden. Eine langsame, behutsame Auseinandersetzung mit dem Thema ist sinnvoll und vermeidet möglicherweise große Ängste beim Arztbesuch, oder wenn Therapien notwendig werden. Oft spüren Kinder die Ängste der Erwachsenen, ohne das genau benennen zu können. Sprechen Sie auf jeden Fall mit Ihrem Kind, sobald es alleine das Internet benutzt. Die dort gelesenen Informationen könnten nicht mehr dem aktuellen Stand der Forschung entsprechen oder falsch verstanden werden.

■ Was ist beim Schulbesuch zu beachten?

Lehrer sollten wissen, dass Ihr Kind das Marfan-Syndrom hat, denn möglicherweise ist es auf Hilfe angewiesen. Folgende Themen tauchen in Diskussionen immer wieder auf:

- Stuhl und Tisch sollen der Größe des Kindes angepasst sein. Die Schule ist verpflichtet passendes Gestühl zu beschaffen.
- Bei starker Sehbeeinträchtigung kann die Beratung durch eine Sehbehindertenschule sinnvoll sein. Notwendige Hilfsmittel (z. B. Lupe) werden vorgeschlagen und beschafft, außerdem erfolgt auch eine Beratung der Lehrer.
- Schultaschen sind oft sehr schwer, daher bietet es sich an, den doppelten Satz an Schulbüchern zu beschaffen, sodass der tägliche Transport entfällt.

- Ein guter Kontakt zum Klassenlehrer hilft, manches Problem zu lösen. Die Lehrer sollten ausreichend über die Krankheit aufgeklärt werden. Informationsmaterial hält die Marfan Hilfe bereit.
- Ob und wie intensiv der Sportunterricht besucht werden soll, ist mit dem Kinderarzt oder Kinderkardiologen abzusprechen. Sowohl eine Überforderung des Kindes durch Teilnahme, als auch eine Ausgrenzung durch Nichtteilnahme am Unterricht, können problematisch sein.
- Fragen Sie in der Schule nach, ob und welcher Nachteilsausgleich möglich ist. Dadurch bekommt das Kind beispielsweise bei einer Klassenarbeit mehr Zeit zur Bearbeitung der Aufgaben oder der Schulsport wird nicht benotet.

■ Muss ich nach der Herzoperation in eine Anschlussheilbehandlung (AHB) gehen?

Die Anschlussheilbehandlung dauert im Allgemeinen drei Wochen und soll Ihnen helfen, nach der Operation wieder fit zu werden. Sie haben hier die Chance, nur für sich selbst zu sorgen, ohne die Belastungen, die Haushalt, Familie und Beruf mit sich bringen. Im Idealfall lernen Sie nützliche Dinge wie Stressbewältigung und Entspannungstechniken, die für Sie im Alltag hilfreich sein können. Ebenso bestehen die Möglichkeiten einer psychologischen Beratung und eines schrittweisen Wiedereinstiegs in den Berufsalltag.

■ Wie gehe ich mit Hänseleien oder Beleidigungen um?

Das Verhalten der Mitmenschen kann eine große Belastung sein. Oft ist es die ungewöhnliche Körpergröße, die diesen ins Auge sticht und zu aufdringlichen Fragen führt. Suchen Sie nach einem Spruch, der Ihr Gegenüber mundtot macht, z. B. »Wenn Sie mir sagen, was Sie wiegen, sage ich Ihnen wie groß ich bin« (die meisten Menschen sind ja eher übergewichtig und daher jetzt peinlich berührt). Oft hilft aber auch ein positives »auf den anderen Zugehen«, um Situationen zu entschärfen. Sollte die psychische Belastung zu groß werden, kann professionelle Hilfe notwendig sein.

■ Wo bekomme ich als großer, schlanker Mensch passende Garderobe?

Es gibt Spezialgeschäfte für großgewachsene Menschen, die auf Anfrage Kataloge versenden. Recherchieren Sie am besten im Internet oder tauschen Sie einschlägige Adressen mit anderen Betroffenen.

■ Darf ich trotz der Herzerkrankung Sex haben?

Ja, aber das sollte Ihr Kardiologe entscheiden. Ausnahmen wären z .B., wenn Ihre Herz-Operation unmittelbar bevorsteht, oder wenn diese gerade erfolgt ist. Sprechen Sie Ihren Arzt an und reden Sie mit Ihrem Partner. Das Thema hat seine Berechtigung.

■ Welchen Beruf kann man Marfan-Betroffenen empfehlen?

Das hängt u. a. von der individuellen Ausprägung des Marfan-Syndroms und den persönlichen Fähigkeiten ab. Nützlich ist oft eine gute Schulausbildung.

Suchen Sie die Beratungsstellen (Arbeitsamt / Integrationsamt) auf. Erklären Sie den BerufsberaterInnen die Einschränkungen durch das Marfan-Syndrom (z. B. kein schweres Heben). Es werden sich Berufe finden, die Sie trotz Einschränkungen ergreifen können und die zu Ihnen passen. Für den Arbeitgeber gibt es besondere Hilfen bei der Anstellung von Schwerbehinderten und bei der Ausstattung des Arbeitsplatzes.

■ **Kann ich mir als Betroffener Piercings und Tattoos stechen lassen?**

Hierbei sollte unbedingt auf Sterilität geachtet und die Endokarditisprophylaxe eingehalten werden. Besprechen Sie das mit ihrem Arzt. Bei der Wahl des Tattoo-Motivs sollten Sie eventuell notwendige Operationen berücksichtigen.

■ **Darf mein Kind Trampolin hüpfen?**

Sportliche Aktivitäten sind immer mit den behandelnden Ärzten zu besprechen. Beim Hüpfen auf einem Trampolin sollten dazu der Kardiologe und der Augenarzt befragt werden.

Sport und Fitness im Alltag – Möglichkeiten und Grenzen beim Marfan-Syndrom

Elke Roser

Marfan Hilfe (Deutschland) e.V. (Hrsg.), *Das Marfan-Syndrom*,
DOI 10.1007/978-3-662-53259-1_5, © Springer-Verlag GmbH Deutschland 2017

Körperliche Bewegung und Fitness ist für alle Menschen wichtig, auch für Menschen mit Marfan-Syndrom. Die positiven Effekte von sportlicher Betätigung sind vielfältig:

- Bewegung erfordert ein größeres Herzzeitvolumen. Dadurch wird der Herzmuskel gestärkt und seine Pumpleistung verbessert, die Herzfrequenz in Ruhe verringert.
- Sportliche Betätigung stimuliert das Wachstum winziger Blutgefäße (Kapillaren) in den Muskeln. Das wiederum hilft dem Körper, Sauerstoff besser in die Muskeln zu transportieren, stärkt den gesamten Kreislauf und senkt den Blutdruck.
- Zusammen mit einer gesunden Ernährung und geeignetem körperlichen Training können aerobe sportliche Übungen überdies bei einer Gewichtsabnahme helfen. Mit einer Gewichtsabnahme sinkt gleichzeitig das Risiko für die Entstehung einiger Krankheiten (Bluthochdruck, Diabetes, Schlaganfall, Herzinfarkt, aber auch Krebserkrankungen).
- Außerdem kann körperliches Training, bei dem man das eigene Körpergewicht fortbewegt, wie zum Beispiel beim Gehen, das Risiko für Osteoporose und die damit verbundenen Komplikationen (Knochenbrüche) verringern. Andere Trainingsformen, bei denen das eigene Körpergewicht nicht getragen wird, wie Schwimmen, Radfahren und Wassergymnastik, sind günstige Sportarten, um fit zu bleiben, ohne die Gelenke zu überlasten.
- Menschen, die regelmäßig Sport treiben, sind weniger anfällig für Erkältungen oder andere Infektionskrankheiten, das Immunsystem wird gestärkt und kann Infektionen abwehren.
- Langfristig erhöht Sport die Widerstandskraft und verringert die Müdigkeit. Und nicht zuletzt setzt regelmäßiger Ausdauersport Endorphine frei, die schmerzstillend wirken und Stress, Depressionen und Angstzustände verringern können.

Für Menschen mit Marfan-Syndrom sollte der Sport allerdings sicher und angemessen sein. Die mögliche Gefahr durch sportliche Betätigung hängt zum einen von der jeweiligen Sportart ab, zum anderen von der Intensität.

Sportarten mit **dynamischen** Belastungen (isokinetische Muskelbeanspruchung) führen mit der Muskelanspannung zu einer Veränderung der Muskellänge und Bewegung in den Gelenken, z .B. des Beinmuskels beim Laufen oder des Armmuskels beim Werfen eines Balls. Typische Vertreter sind die meisten Ausdauersportarten wie Joggen, Walken, Radfahren, Schwimmen. **Ausdauersportarten** sind vorwiegend Volumenbelastungen ohne intensiven Krafteinsatz, bei denen das Herzzeitvolumen linear zur Intensität zunimmt bei gleichzeitig abfallendem peripherem Gefäßwiderstand. Regelmäßiges körperliches Training kann den Blutdruck um ca. 5–10 mmHg senken. Der blutdrucksenkende Effekt stellt sich in der Regel bereits nach 3 Wochen bis 3 Monaten ein. Eine weitere Reduktion ist danach nicht mehr zu erwarten.

Sportarten mit **statischer** Belastung (isometrische Muskelbeanspruchung) erfordern hingegen sehr viel Kraftaufwand bei keiner oder nur geringer Veränderung der Muskellänge oder Bewegung im Gelenk. Die Herzfrequenz und das Schlagvolumen des Herzens werden nur gering gesteigert, aber der periphere Widerstand in den Gefäßen erhöht sich massiv. Das kann bei einer Bindegewebsschwäche der Aortenwand ungünstige Auswirkungen mit der Gefahr einer zunehmenden Erweiterung und/oder eines Einrisses nach sich ziehen. Beispiele sind Gewichtheben, Bankdrücken, Klettern oder extremes Krafttraining im Fitnessstudio. Die meisten Sportarten allerdings beinhalten beide Bewegungsmuster, aber mit unterschiedlicher Gewichtung.

Weiterhin ist zu beachten, mit welchem **Intensitätsniveau** der Sport ausgeführt wird. Man unterscheidet dabei aerobe und anaerobe sportliche Aktivitäten.

Aerobe sportliche Aktivitäten zeichnen sich dadurch aus, dass die Energiegewinnung über eine gesteigerte Sauerstoffaufnahme möglich ist, aerob bedeutet »mit Sauerstoff«. Es besteht ein Gleichgewicht zwischen Sauerstoffbedarf der Muskulatur und der Fähigkeit des Körpers, ausreichend Sauerstoff zuzuführen. So ist z. B. ein Zeichen für eine aerobe Aktivität, dass man sich während einer sportlichen Betätigung noch unterhalten kann.

Viele Arten von sportlicher Aktivität finden überwiegend im aeroben Bereich statt und können bei mäßiger Intensität über längere Zeiträume ausgeübt werden. Der Puls liegt bei dieser Intensität meistens zwischen 50 und 80 % der maximal erreichbaren Herzfrequenz. So ist ein Langstreckenlauf in einer gemäßigten Geschwindigkeit eine aerobe Übung, ein Sprint jedoch nicht.

Bei der **anaeroben** Trainingsform hingegen ist die Intensität so hoch, dass der Körper in eine »Sauerstoffschuld« gerät und anaerobe Stoffwechselwege zur Energieerzeugung beitragen müssen. Dabei greifen die Zellen zur Energiegewinnung auf innere Vorräte zurück und es kommt zu unvollständigem Abbau von Glukose (Zucker) zu Laktat (Milchsäure). Die Aktivitäten sind meistens kurz und hochintensiv. Die am meisten verbreitete Form von anaerobem Training ist das Krafttraining. Anaerobe Aktivitäten sind für Herz, Kreislauf und Gewebe wesentlich belastender als aerobe.

Bei der Auswahl der passenden Sportart sind daher folgende Besonderheiten für Menschen mit Marfan-Syndrom zu beachten: Die Bindegewebsschwäche der Gefäße (insbesondere der Aorta), die Einschränkungen des Sehvermögens sowie die möglichen skelettalen Veränderungen (Skoliose der Wirbelsäule, Fehlstellungen im Hüftgelenk, Plattfußbildung etc). Die Ausprägung der einzelnen Symptome ist bei jedem Menschen verschieden, sodass immer eine individuelle Beratung sinnvoll ist.

Grundsätzlich aber gilt, dass sportliche Aktivitäten mit vorwiegend dynamischen Komponenten den Sportarten mit vorwiegend statischer Belastung vorzuziehen sind. Dabei sollte das Ausmaß und die Intensität berücksichtigt werden. So kann ein lockeres Werfen eines Balls in den Korb nicht mit einem Basketballspiel im Wettkampf verglichen werden oder ein entspanntes Tennisspiel mit einem anstrengenden Tennismatch mit plötzlichen Stopps, Schleuder- oder ruckartigen Bewegungen. Zu beachten ist dabei auch der emotionale Stress, der ebenfalls zu einem nicht kalkulierbaren Blutdruckanstieg führen kann. Bei jeder sportlichen Betätigung sollte nicht bis an die Belastungsgrenzen trainiert, sondern im aeroben Bereich (Energiegewinnung ohne Sauerstoffschuld) geblieben werden. Ungünstig sind außerdem Wettkampfsituationen mit der Gefahr von Kollisionen oder Stürzen.

Für Menschen mit Marfan-Syndrom kann somit folgende körperliche Betätigung allgemein empfohlen werden:

Ideal ist regelmäßiges Sporttreiben, d. h. 3–4-mal/Woche für je 20–30 Minuten auf einer aeroben Aktivitätsstufe. In Frage kommen alle Sportarten ohne Wettkampfsituationen und Ausdauersportarten wie Walken, Joggen, Schwimmen und lockeres Radfahren. Für diejenigen, die Sport im Fitnessstudio betreiben möchten, ist Training auf dem Laufband, Ergometer oder Crosstrainer geeignet, welches gut steuerbar ist. Bei Krafttraining ist sehr wichtig zu beachten, dass es leicht-moderat und dynamisch gestaltet wird. Ideal ist auch hier ein individueller Trainingsplan, der die Besonderheiten des Einzelnen berücksichtigt und an die Gegebenheiten anpasst, so sollte z. B. der Muskelaufbau bei Hanteltraining mit geringeren Gewichten, dafür aber häufigeren Wiederholungen erfolgen.

Es gibt auch Sportarten, die eher vermieden werden sollten. Dazu gehört z. B. das Tauchen mit Pressluftflaschen. Durch starke Luftdruckschwankungen besteht die Gefahr des Auftretens eines Pneumothorax (Lungenkollaps).

Auch im Alltag sind einige Punkte für Menschen mit Bindegewebeschwäche der Gefäße zu beachten. So sollten keine schweren Taschen oder Pakete getragen werden. Müssen schwerere Gewichte gehoben werden, dann sollte ein Vorbeugen des Rumpfes mit Anspannung der Bauch- und Rückmuskulatur möglichst vermieden werden. Sehr wichtig ist es, auch auf die Atmung zu achten: Pressatmung steigert den Druck im Brustkorb und wirkt sich somit ungünstig auf die Aorta aus. Bei körperlicher Anstrengung mit Anspannung der Muskeln sollte daher ausgeatmet, bei Entspannung eingeatmet werden.

Die Notwendigkeit einer dauerhaften Einnahme bestimmter Medikamente kann sich auf die Auswahl der Sportart auswirken. So sollten Menschen (z. B. mit mechanischen Herzklappenprothesen), die regelmäßig Medikamente zur Blutverdünnung (z. B. Marcumar®) einnehmen müssen, Kontaktsportarten und Sportarten mit erhöhtem Verletzungsrisiko wie z. B. Reiten, Mountainbiken, zur Vermeidung einer Verletzung mit erhöhter Blutungsgefahr nicht ausüben. Bei dauerhafter Einnahme von ß-Blockern (z. B. Metoprolol, Bisoprolol) ist zu berücksichtigen, dass diese die Herzfrequenz senken, sodass der Puls bei körperlicher Belastung nicht so hoch ansteigen kann und damit die sportliche Leistungsgrenze herabgesetzt wird. Der Vorteil für Menschen mit Marfan-Syndrom ist aber, dass die Aorta bei gleichzeitiger Steigerung von Ausdauer und Kraft durch regelmäßige sportliche Betätigung unter der Behandlung mit β-Blockern geschützt wird.

Regelmäßige Bewegung und Sport gehören auch in den Alltag von Menschen mit Marfan-Syndrom. Individuell zu bestimmende Grenzen sollten dabei berücksichtigt werden. So können sportliche Aktivitäten Spaß machen und das körperliche und seelische Wohlbefinden nachhaltig steigern.

Schwangerschaft und Geburt

Meike Rybczynski

6.1 Prävention – 24

6.2 Beratung – 24

6.3 Medikation – 25

6.4 Betreuung – 25

6.5 Stillen – 25

Marfan Hilfe (Deutschland) e.V. (Hrsg.), *Das Marfan-Syndrom*,
DOI 10.1007/978-3-662-53259-1_6, © Springer-Verlag GmbH Deutschland 2017

Als genetisch determinierte Erkrankung hat das Marfan-Syndrom einen großen Einfluss auf die Lebensplanung von Betroffenen. Dies spielt insbesondere eine Rolle bei der Familienplanung. Zusätzlich zu der Möglichkeit, in der Hälfte aller Fälle die Erkrankung an die nächste Generation weiterzugeben, müssen sich besonders betroffene Frauen möglichst frühzeitig mit der Bedeutung einer Schwangerschaft für den eigenen Krankheitsverlauf auseinandersetzten.

Im Expertenkonsens gilt eine Dilatation des Aortenbulbus von unter 40 mm als unbedenklich für eine Schwangerschaft; auch eine vaginale Entbindung kann unter diesen Umständen empfohlen werden. Liegt der Aortendiameter jenseits dieses Kennwertes wird vor einer Schwangerschaft eine operative Sanierung der Aortenerweiterung empfohlen. Während der Schwangerschaft wird eine echokardiographische Untersuchung in jedem Schwangerschaftsdrittel, in den letzten drei Monaten auch engmaschiger, empfohlen.

Große Registerdaten zeigen eine statistisch geschätzt Zunahme des Aortendiameters um ca. 2 mm pro Schwangerschaft. Diese Daten gelten allerdings für die Gesamtheit aller Patientinnen mit Marfan-Syndrom.

6.1   Prävention

Das Thema Schwangerschaft sollte in der interdisziplinären Betreuung von Patientinnen mit dem Marfan-Syndrom möglichst früh einen Platz finden. Idealerweise sollte ein erster Kontakt mit dem Thema bereits im Rahmen des Gespräches der Transition von der kinderkardiologischen Betreuung in die Erwachsenenkardiologie stattfinden, auch wenn dann bei den meisten Patientinnen eine Familienplanung noch in weiter Ferne scheint.

Sollte der Erstkontakt mit dem spezialisierten Zentrum erst im Erwachsenenalter stattfinden, ist im Rahmen des Erstgesprächs das Thema Schwangerschaft und Geburt ein wichtiger Punkt. Auch stattgehabte Geburten sind in der medizinischen und soziobiographischen Anamnese von großer Bedeutung.

6.2   Beratung

Die Praxis zeigt, dass die Entscheidung für oder gegen Kinder auch bei Menschen mit dem Marfan-Syndrom individuell und unter der Berücksichtigung der eigenen Lebensgeschichte getroffen wird. Daher sollte eine Beratung immer ergebnisoffen geführt werden und die wichtigsten krankheitsspezifischen Besonderheiten beinhalten:
- ggf. Entbindung in einem spezialisierten Zentrum,
- ggf. Verzicht auf eine vaginale Entbindung,
- unklare Empfehlungslage beim Stillen,
- hohe Variabilität der Ausprägung der klinischem Symptome beim Kind,
- frühe Diagnosestellung (und Therapie) möglich,
- keine erhöhte Rate von Frühgeburtlichkeit oder sonstigen Geburtskomplikationen,
- Möglichkeit und Grenzen von Präimplantationsdiagnostik / genetischer Diagnostik.

Grundsätzlich kann im seltenen Einzelfall bei vorbestehendem und/oder fortschreitendem Aortenaneurysma ein Fortbestehen der Schwangerschaft das Leben der Mutter gefährden. In diesem Fällen besteht nach ergebnisoffener Beratung eine medizinische Indikation für den Abbruch der Schwangerschaft.

6.3   Medikation

ACE-Inhibitoren und AT1-Rezeptorantagonisten müssen im Fall einer Schwangerschaft bis zur Beendigung der Stillperiode pausiert werden, wohingegen eine Medikation mit β-Blockern bestehen bleiben kann. Bei Ausdosierung der ß-Blockermedikation und weiter bestehender Hypertension kann nach Ausschluss schwangerschaftsassoziierter Ursachen wie Präeklampsie auch additiv Methyldopa zum Einsatz kommen.

6.4   Betreuung

Ein enger und vertrauensvoller Austausch zwischen Kardiologen und Geburtshelfern sollte die Basis für die Versorgung von Patientinnen mit dem Marfan-Syndrom bilden. Als sehr hilfreich hat sich von kardiologischer Seite die Teilnahme an den in fast jeder Klinik etablierten geburtshilflichen Boardmeetings erwiesen, Idealerweise kann sich die Schwangere bereits im zweiten Trimenon (Drittel der Schwangerschaft) erstmalig in der geburtshilflichen Klinik vorstellen, die in unserem Fall auch die weiterführenden Ultraschalluntersuchungen übernimmt. Bei Beginn des letzten Trimenons erfolgt die Vorstellung zunächst zweimal im Abstand von vier Wochen kardiologisch zur Verlaufskontrolle des Aortendiameters und im Anschluss geburtshilflich. Vier Wochen vor dem errechneten Geburtstermin, bei Bedarf auch früher, sollte eine letzte Abstimmung über das weitere Vorgehen erfolgen. Zu klären sind insbesondere:

- Geburtsmodus.
- Frühzeitige Information an eventuell beteiligte Disziplinen.
- Klärung einer eventuellen herzchirurgischen Bereitschaft.
- Nachbetreuung der Patientin geburtshilflich (Rooming-in möglich) oder kardiologisch?
- Dauer der Nachbeobachtung – Monitoring nötig?
- Entlassung mit Festlegung der Nachsorgetermine (in der Regel nach 3 und 6 Monaten).

6.5   Stillen

Unabhängig vom Marfan-Syndrom konnte sowohl in experimentellen Daten als auch im Tierexperiment ein aortendestabilisierender Effekt von Oxytocin (einem Hormon, das nach der Geburt vermehrt ausgeschüttet wird und unter anderem die Milchproduktion einleitet) nachgewiesen werden. Bisher konnte beim Menschen, insbesondere bei Patienten mit Aortenerkrankungen jedoch kein signifikanter Effekt herausgearbeitet werden. Die Empfehlungslage bleibt unklar.

Psychokardiologie

Meike Rybczynski

7.1 Belastung – 28

7.2 Störungen der Körperwahrnehmung – 28

7.3 Familiäre Belastung – 28

7.4 Akzidentelles (unbeabsichtigtes) Risikoverhalten – 29

7.5 Gender-spezifische Aspekte – 29

7.6 Allgemein – 29

Marfan Hilfe (Deutschland) e.V. (Hrsg.), *Das Marfan-Syndrom*,
DOI 10.1007/978-3-662-53259-1_7, © Springer-Verlag GmbH Deutschland 2017

Patienten mit chronischen Erkrankungen sind häufiger von psychischen Belastungsreaktionen betroffen. Diese können sich akut nach einem besonderen krankheitsbezogenen Ereignis zeigen oder auch chronisch längerfristig relevant werden. Im Folgenden soll, basierend auf der täglichen Praxis und ohne Anspruch auf Vollständigkeit, auf einige Konstellationen eingegangen werden, die in der Versorgung von Patienten mit dem Marfan-Syndrom häufig auftreten.

7.1   Belastung

Eine akute Aortendissektion stellt für jeden Menschen eine unmittelbare Lebensbedrohung dar und ist ein sehr schmerzhaftes von Todesangst geprägtes und in der medizinischen Versorgung häufig hektisches Ereignis. Zudem ist es für einige Patienten mit dem Marfan-Syndrom die erste Begegnung mit der Erkrankung. Aber auch die Erstdiagnose einer chronischen Erkrankung kann eine Belastung im Alltag darstellen. Häufig sind alltägliche Bereiche des Lebens, wie die Arbeitsfähigkeit, die Rolle in der Familie und das Selbstverständnis betroffen. Im Vordergrund steht zunächst die Annahme, dass ein Auseinandersetzen mit der Erkrankung oder einem krankheitsbezogenem Ereignis ein psychodynamischer Prozess ist, der im Rahmen der gesunden Krankheitsverarbeitung Symptome wie Schlaflosigkeit, Grübeln und Niedergestimmtheit, Angst und Wut beinhalten kann. Kommt es jedoch im Alltag zu einer Einschränkung durch diese Symptome, kann eine fachkundige psychodynamische Intervention sinnvoll sein, um ein Abgleiten in eine depressive Stimmungslage zu vermeiden.

7.2   Störungen der Körperwahrnehmung

Manche Menschen mit dem Marfan-Syndrom empfinden ihr körperliches Erscheinungsbild als stigmatisierend (»mir ist die Krankheit ins Gesicht geschrieben«). Dies geht jedoch nicht immer mit einer objektiven Betrachtung einher. Insbesondere im jungen Erwachsenenalter sind körperliche Spezifika, wie eine Trichterbrust, eine Skoliose oder ein schmaler Körperbau vermeintliche Unterscheidungsmerkmale zum Beispiel zum Freundeskreis. Die Verknüpfung mit der Erkrankung kann auch mit einer verminderten Therapieadhärenz oder dem Wunsch nach operativer Korrektur des vermeintlichen Makels einhergehen.

Umgekehrt berichten Patienten auch häufig, dass ihr körperliches Erscheinungsbild »groß und schlank« beim Gegenüber Assoziationen weckt (»stark, besonders belastbar«), die nicht erfüllt werden können. Wird dann zum Beispiel im Arbeitsumfeld nicht gut kommuniziert, entstehen Missverständnisse (»so ein großer Kerl und drückt sich vor der Arbeit.....«).

7.3   Familiäre Belastung

Die Mehrzahl aller Patienten mit dem Marfan-Syndrom haben Eltern, die auch von der Erkrankung betroffen sind. In Konfliktsituationen, wie sie typischerweise im Umgang mit Heranwachsenden auftreten, wird in einigen Situationen auch die genetische Komponente und die Elternverantwortung zum Thema (»wie konntet Ihr Euch für ein Kind entscheiden, wo Ihr doch ganz genau wusstet....«) Dies ist für Eltern häufig sehr belastend.

Eine weitere Herausforderung ist das elterliche Zugestehen einer Eigenverantwortung im Umgang mit der Erkrankung und der damit verbundenen Therapie. Aus ärztlicher Sicht ist eine möglichst frühe Einbindung des Kindes wünschenswert. In der Praxis fällt dies Eltern mit einem »kranken« und damit vermeintlich schutzbedürftigen Kind schwer.

7.4   Akzidentelles (unbeabsichtigtes) Risikoverhalten

Gelingt der Wechsel von einer pädiatrisch zentrierten Versorgung in die »Erwachsenenmedizin« nicht, ist akzidentelles Risikoverhalten der Betroffenen die Folge. Aus dem Bewusstsein heraus, sich der eigenen Peergroup möglichst ähnlich zu machen, wird die Erkrankung verleugnet, Medikation nicht mehr eingenommen und die Vorsorge vernachlässigt. Diesen Übergang in den eigenverantwortlichen Umgang mit der Erkrankung vorzubereiten und zu begleiten, ist eine der Herausforderungen in der Betreuung von jungen Erwachsenen und erfordert eine gute und vertrauensvolle Absprache zwischen den Behandlern.

7.5   Gender-spezifische Aspekte

Die wissenschaftliche Datenlage zur Lebensqualität bei Patienten mit dem Marfan-Syndrom ist rar. Daten aus Erhebungen der Selbsthilfegruppen zeigen jedoch, dass Frauen geringere Lebensqualität und höhere Belastung durch Erkrankung, Haushaltsführung und Beruf und Hauptverantwortlichkeit für die Kindererziehung haben.

7.6   Allgemein

Die Wahrnehmung von psychischen Belastungen, eine regelmäßige Exploration und das Schaffen eines vertrauensvollen Rahmens ist eine Aufgabe in der interdisziplinären Versorgung von Patienten mit dem Marfan-Syndrom. Eine Weiterqualifikation im Sinne einer psychokardiologischen oder psychosomatischen Grundversorgung erleichtert die Einordnung von Beschwerden und ist eine wertvolle Hilfe beim Erarbeiten weiterer Therapiekonzepte. Ist eine psychische Belastung von Krankheitswert sollte eine psychologische Weiterbehandlung initiiert werden. Idealerweise ist ein Psychologe Mitglied des interdisziplinären Versorgungsteams.

Das Marfan-Syndrom als seltene Erkrankung versetzt den Patienten im Umgang mit Angehörigen der Medizinberufe in eine schwierige Lage. Aufgabe in der Betreuung dieser Patienten ist eine Stärkung des Selbstbewusstseins im Umgang mit der Erkrankung aber auch eine Wissensvermittlung des medizinischen Hintergrunds im Sinne eines »Master of the Disease« – Konzeptes. Dies beeinflusst den Umgang mit der Erkrankung und erleichtert den selbstbewussten Umgang mit der Außenwelt.

Auch die Selbsthilfegruppen für Patienten mit dem Marfan-Syndrom (wie die Marfan Hilfe (Deutschland) e.V.) haben einen hohen Organisationsgrad und eine beträchtliche Außenwirkung erreicht und bieten Patienten die Möglichkeit neben dem Austausch mit Mitbetroffenen auch gesellschaftspolitisch zu wirken.

Die Gent-Nosologie: Ein diagnostisches Werkzeug bei Verdacht auf Marfan-Syndrom

Peter N. Robinson, Yskert von Kodolitsch

8.1 Klinische Strategien für die Diagnosestellung bei Verdacht auf Marfan-Syndrom – 32

8.2 Diagnostische Kriterien für das Marfan-Syndrom – 33

8.3 Die richtige Anwendung der zweiten Gent-Nosologie – 34

Marfan Hilfe (Deutschland) e.V. (Hrsg.), *Das Marfan-Syndrom*,
DOI 10.1007/978-3-662-53259-1_8, © Springer-Verlag GmbH Deutschland 2017

8.1   Klinische Strategien für die Diagnosestellung bei Verdacht auf Marfan-Syndrom

Der erste und wichtigste Schritt in der Betreuung einer Person mit Verdacht auf Marfan-Syndrom ist die korrekte und frühzeitige Diagnosestellung. Es wurden bereits mehrere diagnostische Kriterien entwickelt, darunter die 1988 veröffentlichte Berlin-Nosologie und die 1996 publizierte erste Gent-Nosologie. Die heute gebräuchlichen diagnostischen Kriterien (»Nosologie«) für das Marfan-Syndrom, die sog. zweite Gent-Nosologie, wurden in der belgischen Stadt Gent entwickelt und 2010 veröffentlicht. Die verschiedenen Revisionen der diagnostischen Kriterien widerspiegeln die stetigen Verbesserungen in unserem Verständnis um die klinischen und molekularen Grundlagen des Marfan-Syndroms und verwandter genetisch bedingter Erkrankungen der Aorta (»Aortopathien«).

Es ist nicht immer einfach zu entscheiden, ob eine Person vom Marfan-Syndrom betroffen ist oder nicht; nach wie vor steht uns trotz wesentlicher Fortschritte bei der molekularen Mutationsanalyse kein 100 % sensitiver (verlässlicher) Labortest zur Verfügung, mit dem man die Diagnose des Marfan-Syndroms einwandfrei nachweisen oder ausschließen könnte. Viele Merkmale des Marfan-Syndroms kommen auch isoliert in der Allgemeinbevölkerung vor, wie zum Beispiel Skoliose oder Mitralklappenprolaps. Fast alle Merkmale des Marfan-Syndroms entwickeln sich altersabhängig, sodass die Diagnosestellung bei Kindern mit einigen wenigen mit dem Marfan-Syndrom verbundenen Merkmalen besonders schwierig ist und unter Umständen wiederholte Untersuchungen über Jahre erfordern kann.

Die zweite Gent-Nosologie ist in erster Linie ein Werkzeug, das Ärzten helfen will, bei den oben beschriebenen diagnostischen Schwierigkeiten zurechtzukommen. Es ist unerlässlich, die Diagnose eines Marfan-Syndroms bei betroffenen Personen so früh wie möglich zu stellen, damit entsprechende klinische Maßnahmen, wie zum Beispiel Betablocker-Therapie oder eine Überwachung der aufsteigenden Aorta mittels Echokardiographie oder Magnetresonanztomographie (MRT), erfolgen können. Auf der anderen Seite muss klinische Überdiagnose mit unerwünschten Folgen für Versicherung, Lebensführung u. ä. unbedingt vermieden werden.

Die zweite Gent-Nosologie stellt insbesondere zwei Fragen in den Mittelpunkt der diagnostischen Überlegungen:
1. Ist eine Kombination von Symptomen in mehreren Organsystemen vorhanden (insbesondere Skelett, Augen und Herzkreislaufsystem), und
2. wie spezifisch (richtungsweisend) sind die vorhandenen Symptome?

Die Gewichtung nach Spezifizität ist sehr wichtig, weil viele der häufig beim Marfan-Syndrom vorkommenden Merkmale auch in der Allgemeinbevölkerung nicht selten sind und daher für sich genommen die Diagnose eines Marfan-Syndroms nicht rechtfertigen. Zum Beispiel ist eine Erweiterung der aufsteigenden Aorta ein spezifisches Zeichen, weil sie bei Personen ohne Marfan-Syndrom eher selten ist, auf der anderen Seite ist die Skoliose unspezifisch, weil sie in der Allgemeinbevölkerung sehr häufig vorkommt. Darüber hinaus gewichtet die Gent-Nosologie molekulargenetische Befunde stärker und versucht, das Marfan-Syndrom gegenüber anderen genetisch bedingten Aortopathien abzugrenzen.

Es ist eine typische Erfahrung in Spezialsprechstunden für erbliche Bindegewebsstörungen, dass nur etwa die Hälfte der mit Verdacht auf Marfan-Syndrom überwiesenen Patienten tatsächlich ein Marfan-Syndrom haben. In vielen Fällen schöpfen Hausärzte oder die Betroffenen selber aufgrund des Vorhandenseins eines oder einiger mit dem Marfan-Syndrom verbundenen Merkmale einen Verdacht auf dieses Syndrom.

Im Allgemeinen erfordert die diagnostische Einschätzung mindestens folgende Schritte:

- Eine eingehende körperliche Untersuchung und Erhebung der Familien- und Eigenanamnese.
- Eine augenärztliche Untersuchung mit Spaltlampenuntersuchung.
- Eine kardiovaskuläre Evaluierung einschließlich Echokardiographie.
- In vielen Fällen ist eine molekulargenetische Untersuchung des beim Marfan-Syndrom betroffenen Gens *FBN1* angezeigt.

Optimalerweise erfolgen diese Untersuchungen bei einem Arzt, der bereits Erfahrungen mit dem Marfan-Syndrom und verwandten Störungen des Bindegewebes hat.

8.2 Diagnostischen Kriterien für das Marfan-Syndrom

Die Diagnose Marfan-Syndrom kann ohne weitere bekannte Fälle eines Marfan-Syndroms in der Familie (d. h., ohne positive Familienanamnese) gestellt werden, wenn eine der folgenden Bedingungen erfüllt ist:

1. Der Aortenwurzeldurchmesser ist erhöht (Z-Score≥2) und Linsenschlottern (Ectopia lentis) liegt vor,
2. der Aortenwurzeldurchmesser ist erhöht (Z-Score≥2) und eine krankheitsauslösende *FBN1*-Mutation liegt vor,
3. der Aortenwurzeldurchmesser ist erhöht (Z-Score≥2) und charakteristische systemische Veränderungen (mit Punktzahl über 7) liegen vor (s. Box); <u>oder</u>
4. ein Linsenschlottern, eine krankheitsauslösende *FBN1*-Mutation und eine Aortenwurzelerweiterung liegen vor.

Die Diagnose Marfan-Syndrom kann bei positiver Familienanamnese gestellt werden, wenn eine der folgenden Bedingungen erfüllt ist:

1. Ectopia lentis liegt vor und ein weiteres Familienmitglied erfüllt die oben aufgeführten Kriterien,
2. charakteristische systemische Veränderungen (mit Punktzahl über 7) liegen vor und ein weiteres Familienmitglied erfüllt die oben aufgeführten Kriterien; <u>oder</u>
3. Der Aortenwurzeldurchmesser ist erhöht (Z-Score≥2 bei Personen über 20 Jahren, Z-Score≥3 bei Personen unter 20 Jahren) und ein weiteres Familienmitglied erfüllt die oben aufgeführten Kriterien.

Die oben genannten Kriterien gelten nicht uneingeschränkt, falls spezifische klinische Merkmale eines Shprintzen-Goldberg-Syndroms, Loeys-Dietz-Syndroms oder der Gefäßform des Ehlers-Danlos-Syndroms vorliegen. In diesem Falle sollten entsprechende diagnostische Maßnahmen eingeleitet werden.

Für das Marfan-Syndrom charakteristische systemische Veränderungen (»systemic score«)

1. Murdoch/Handgelenk- und Steinberg/Daumenzeichen: 3 Punkte (Murdoch/Handgelenk- oder Steinberg/Daumenzeichen: 1 Punkt)
2. Hühnerbrust, d .h., Pectus carinatum: 2 Punkte (Trichterbrust, d.h. Pectus excavatum, oder Brustkorbasymmetrie: 1 Punkt)
3. Hinterfuß-Valgusdeformität: 2 Punkte (einfacher Plattfuß/Pes planus: 1 Punkt)
4. Protrusio acetabuli (Vorwölbung von Hüftpfanne und -kopf in das kleine Becken): 2 Punkte
5. Verhältnis von oberem zu unterem Segment vermindert und von Armspanne zu Größe erhöht (ohne schwere Skoliose): 1 Punkt
6. Skoliose oder thorakolumbale Kyphose: 1 Punkt
7. Eingeschränkte Ellenbogenstreckung: 1 Punkt
8. Mindestens 3 von 5 Gesichtszügen (Dolichocephalie, Enophthalmus, nach außen abfallende Lidachsen, Wangenknochenhypoplasie und Retrognathie): 1 Punkt
9. Pneumothorax: 2 Punkte
10. Dehnungsstreifen (Striae cutis distensae): 1 Punkt
11. Kurzsichtigkeit (Myopie, >3 Dioptrien): 1 Punkt
12. Mitralklappenprolaps: 1 Punkt
13. Ektasie der lumbosakralen Dura: 2 Punkte

Die entsprechende Punktzahl wird für jeweils vorhandene Merkmale vergeben. Der »score« wird als positiv bewertet, falls 7 oder mehr Punkte vergeben werden.

8.3   Die richtige Anwendung der zweiten Gent-Nosologie

Die Gent-Nosologie hilft Ärzten bei der Entscheidung, ob ein Marfan-Syndrom oder eine verwandte Störung vorliegt. Die Richtlinien der Nosologie sind insbesondere bei solchen Personen hilfreich, die kein Marfan-Syndrom haben aber etwa aufgrund ihres Aussehens zum Ausschluss eines Marfan-Syndroms in eine Spezialsprechstunde überwiesen werden.

Wichtig ist zu betonen, dass Nichterfüllung der Kriterien der zweiten Gent-Nosologie *nicht* bedeutet, dass kein Marfan-Syndrom vorliegt. Die Kriterien der Gent-Nosologie können bei Kindern nicht streng angewendet werden (insbesondere nicht, um die Diagnose auszuschließen). Schwierigkeiten bei der Diagnosestellung bei Kindern kommen in erster Linie vom altersabhängigen Auftreten der meisten klinischen Symptome des Marfan-Syndroms. Die hohe klinische Variabilität des Marfan-Syndroms bedeutet, dass ein Kind mehr oder weniger schwer betroffen sein kann als andere betroffene Verwandte. Im Durchschnitt treten die Symptome des Marfan-Syndroms im Pubertätsalter zum ersten Mal auf (zum Beispiel Aortenwurzelerweiterung oder schwere Skoliose). Es ist jedoch wichtig zu betonen, dass die Erstmanifestation von nahezu allen Symptomen des Marfan-Syndroms in jedem Alter möglich ist, vom Neugeborenenalter bis weit ins Erwachsenenalter hinein. Es ist nicht ungewöhnlich, dass ein Kind im Schulalter zunächst aufgrund von einem mit dem Marfan-Syndrom verbundenen Symptom wie z. B. Ectopia lentis auffällig wird, um dann im Laufe der Jahre weitere typische Symptome zu entwickeln. Daher sind in einigen Fällen Verlaufskontrollen auch über mehrere Jahre für die korrekte Diagnosestellung unerlässlich.

In den letzten Jahren wird über immer mehr Patienten berichtet, die eine Mutation im »Marfan-Gen« *FBN1* haben, jedoch die Kriterien der Gent-Nosologie nicht erfüllen (z. B. weil nur Komplikationen der Aorta vorliegen, ohne dass Ectopia lentis oder typische skelettale Merkmale des Marfan-Syndroms vorhanden sind). In diesen Fällen spricht man korrekt von einer »Typ-1-Fibrillinopathie«, sozusagen von einer Variante des Marfan-Syndroms. Wichtig ist vielleicht weniger, ob man die Diagnose »Marfan-Syndrom« oder »Typ-1-Fibrillinopthie« stellt, sondern dass Ärzte sich über die hohe Variabilität bei Marfan-Syndrom und verwandten Störungen bewusst sind.

Die wichtige klinische Frage ist daher, ob ein Marfan-Syndrom oder eine verwandte Störung vorliegt und wenn ja, welche klinische Maßnahmen ergriffen werden müssen, um Komplikationen im Herzkreislaufsystem und in anderen Organen zu vermeiden. Die zweite Gent-Nosologie ist das wichtigste klinische Werkzeug dazu. Sie muss mit klinischer Erfahrung und im Kontext der individuellen Situation angewendet werden.

Das ▶ Kap. 11 über genetische Tests und ▶ Kap. 12 Differentialdiagnosen bieten weitere für die Diagnosestellung wichtige Informationen.

Losartan und das Marfan-Syndrom

Yskert von Kodolitsch, Peter N. Robinson

Literatur   – 39

Marfan Hilfe (Deutschland) e.V. (Hrsg.), *Das Marfan-Syndrom*,
DOI 10.1007/978-3-662-53259-1_9, © Springer-Verlag GmbH Deutschland 2017

Obwohl das Marfan-Syndrom seit über einem Jahrhundert bekannt ist, ermöglichte erst der 1991 erbrachte Nachweis von Mutationen in dem Gen für Fibrillin-1 (FBN1) als Ursache des Marfan-Syndroms die gezielte Forschung nach Behandlungsstrategien für betroffene Personen. Es reicht jedoch nicht aus, das einer genetischen Erkrankung zugrundeliegende Gen (in unserem Fall FBN1) zu kennen, um neue Therapien zu konzipieren. Vielmehr muss man die Konsequenzen von Mutationen in dem Gen für den Stoffwechsel der Zellen, der Organe und der betroffenen Menschen verstehen (der Fachbegriff lautet »Pathophysiologie«). Heute verstehen Forscher viele Teilaspekte der Pathophysiologie des Marfan-Syndroms, ohne jedoch ein umfassendes Verständnis der Zusammenhänge in Händen zu haben, die es uns erlauben würde, das Entstehen der klinischen Manifestationen eines Marfan-Syndroms wie etwa der Aortenwurzelerweiterung, zuverlässig und wirksam zu verhindern. Die heutige Situation der Forschung zur Pathophysiologie des Marfan-Syndroms lässt sich am besten mit dem Bildnis der Blinden vergleichen, die jeweils ein Bein, ein Ohr, einen Rüssel und einen Schwanz halten, ohne zu erkennen, dass vor ihnen ein Elefant steht.

Die Forschungsergebnisse zum Marfan-Syndrom, welche im letzten Jahrzehnt das meiste Aufsehen erregt und sogar Hoffnungen auf verbesserte Behandlungsmöglichkeiten bei vielen Betroffenen erweckt haben, betrafen das Medikament Losartan sowie den Stoffwechsel des *Transforming Growth Factor-beta* (TGFβ)-Signalwegs. Die Ergebnisse einer 2014 veröffentlichten Studie zum Einsatz des Losartans bei Personen mit Marfan-Syndrom haben diese Hoffnungen zwar nicht erfüllt, aber unser Wissen um die molekularen Grundlagen des Marfan-Syndroms doch erweitert und somit zum Fortschritt in der Forschung über Marfan-Syndrom und verwandte genetische Erkrankungen der Aorta wesentlich beigetragen. In diesem Kapitel wollen wir die wesentlichen Ergebnisse und Schlussfolgerungen dieser Arbeiten zusammenfassen.

Die medikamentöse Therapie beim Marfan-Syndrom bezweckt die Verlangsamung bzw. Vermeidung der bei unbehandelten Patienten typischerweise fortschreitenden Erweiterung der Aortenwurzel. Die Behandlung soll damit die Notwendigkeit eines prophylaktischen operativen Ersatzes der Aortenwurzel hinauszögern. Eine klassische, 1994 veröffentlichte Studie belegte den Nutzen von **Propranolol**. Propranolol ist ein sog. Betablocker, der zur Behandlung des Bluthochdrucks eingesetzt werden kann. Propranolol ist heute allerdings nahezu vollständig durch modernere Betablocker wie Atenolol verdrängt worden. Diese prospektive Untersuchung verglich den klinischen Verlauf bei 32 behandelten Marfan-Patienten (mittleres Alter: 15 Jahre), die eine hochdosierte Behandlung mit Propranolol erhielten, mit 38 unbehandelten Patienten, die aber ebenfalls ein Marfan-Syndrom hatten. Die Studie lief über einen Zeitraum von 10 Jahren, was für heutige Pharmastudien sehr lang ist. Die Studie bewies, dass Betablocker zu einer Verlangsamung der Aortenerweiterung führen. Zudem zeigte sie, dass Betablocker die Häufigkeit von Komplikationen im Herzkreislaufsystem verringern können. Dieser Effekt war allerdings statistisch nicht signifikant.

Neue Einblicke in die Pathophysiologie einer Erkrankung können neue Perspektiven für innovative therapeutische Ansätze eröffnen. Die Forschungsarbeiten von Harry Dietz an der Johns Hopkins University in Baltimore im ersten Jahrzehnt dieses Jahrhunderts zeigten, dass die Pathophysiologie des MFS nicht allein auf einer Strukturschwäche des Fibrillin-1 beruht, sondern dass die Erkrankung zusätzlich durch eine **Fehlsteuerung des TGFβ-Signalweges** bedingt ist. Hierbei begünstigt eine erhöhte TGFβ-Aktivität das Auftreten von Aortendilatation und anderen Abnormalitäten bei Mausmodellen des MFS. In der Folge zeigte dieselbe Arbeitsgruppe, dass eine Behandlung mit dem Angiotensin-Antagonisten **Losartan**, das als Blutdrucksenker wirkt aber auch die Aktivität des TGFβ-Signalweges hemmt, das Auftreten eines Aortenaneurysmas in einem Mausmodell des MFS verhindern kann. In einer kleinen, 2008 veröffentlichten Pilotstudie wurde mit einer Losartan-Behandlung ebenfalls eine signifikante Verlangsamung der Aortenwurzelerweiterung bei einer Gruppe von 18 Kindern mit Marfan-Syndrom erreicht.

Diese Studien haben große Erwartungen an Losartan als eine den Betablockern überlegene Medikation für Personen mit Marfan-Syndrom erweckt. Die bislang größte Studie zur Wirksamkeit des Losartan bei Kindern und jungen Erwachsenen mit Marfan-Syndrom zeigte jedoch keinen Vorteil für Losartan gegenüber dem Betablocker Atenolol (Lacro et al. 2014). Eine weitere große Studie zeigte, dass Losartan zwar den Blutdruck der Patienten senkte, dass aber keine messbare Wirkung auf die Aortenerweiterung während der drei Jahre der Studie nachweisbar war (Milleron et al. 2015). Eine weitere Studie zeigte eine günstige Wirkung des Losartans, aber nur bei Patienten, die einen bestimmten Typ von FBN1-Mutation aufwiesen (Franken et al. 2015).

Die Ergebnisse dieser Studien wurden in der medizinischen Literatur kontrovers diskutiert. Eine klinische Studie ist kein Experiment, das so genau durchgeführt werden kann wie etwa ein biochemischer Versuch oder die Untersuchung eines Tiermodells. Das heißt, dass die Deutung der Ergebnisse einer klinischen Studie nicht immer ganz einfach ist und oft mehrere unterschiedliche Interpretationen zulassen kann. Zum Beispiel kann man bei der oben erwähnten Studie spekulieren, ob nicht eine weniger wirksame Blutdrucksenkung bei den mit Losartan behandelten Patienten für den enttäuschenden Ausgang der Studie verantwortlich sei. Schließlich erscheint es möglich, dass der TGFβ-Signalweg nicht der alleinige Faktor ist, der zur Pathogenese des Marfan-Syndroms beiträgt. Weitere Forschungsergebnisse in einem Mausmodell für das Marfan-Syndrom legen z.B. nahe, dass es therapeutisch sinnvoll sein könnte nur einen Teil des TGFβ-Stoffwechsels zu hemmen (den »nicht kanonischen TGFβ-Signalweg«).

Nach dem unerwarteten Ausgang der klinischen Studien kann keine allgemeingültige Empfehlung für oder gegen Losartan ausgesprochen werden. Heute scheinen sowohl Betablocker als auch Losartan oder deren Kombination vernünftige Optionen für Personen mit Marfan-Syndrom zu sein. Losartan erscheint insbesondere bei den Patienten angezeigt, die Betablocker nicht gut vertragen. Weitere Studien sind erforderlich, um die Wirkung des Losartans besser zu verstehen und neue Therapieoptionen zu finden.

Literatur

Franken R et al. (2016) Genotype impacts survival in Marfan syndrome. *Eur Heart J*. 2016 Jan 18. pii: ehv739. [Epub ahead of print] PubMed PMID: 26787436

Lacro RV et al. (2014) Atenolol versus losartan in children and young adults with Marfan's syndrome. *N Engl J Med* 371:2061–71

Milleron O, et al. (2015) Marfan Sartan: a randomized, double-blind, placebo-controlled trial. *Eur Heart J* 36:2160–6

Die Differentialdiagnose des Marfan-Syndroms

Peter N. Robinson, Yskert von Kodolitsch

10.1   Loeys-Dietz-Syndrom   – 42

10.2   Isolierte Neigung zur Dilatation (Erweiterung) oder Dissektion (Längsspaltung) der aufsteigenden Aorta   – 42

10.3   Mitralklappenprolaps   – 43

10.4   Isolierte Skelettabnormalitäten   – 43

10.5   Isolierte Ectopia lentis (Linsenschlottern)   – 43

10.6   MASS-Syndrom (Myopie, Mitralklappenprolaps, geringe Aortenerweiterung, Striae und Skelettbeteiligung)   – 43

10.7   Das Beals-Hecht-Syndrom   – 43

10.8   Das Stickler-Syndrom   – 44

10.9   Das neonatale Marfan-Syndrom   – 44

10.10   Andere Syndrome   – 44

10.11   Genpanel-Diagnostik   – 44

Marfan Hilfe (Deutschland) e.V. (Hrsg.), *Das Marfan-Syndrom*,
DOI 10.1007/978-3-662-53259-1_10, © Springer-Verlag GmbH Deutschland 2017

Nach Literaturangaben und eigenen Erfahrungen haben ein Drittel oder mehr aller Ratsuchenden, die eine Spezialsprechstunde für Marfan-Syndrom besuchen, andere benannte oder nicht benannte Störungen des Bindegewebes oder anderer Organsysteme oder in einigen Fällen gar keine Störung. In diesem Kapitel behandeln wir einige der wichtigsten Differentialdiagnosen des Marfan-Syndroms.

10.1 Loeys-Dietz-Syndrom

Das Marfan-Syndrom wird durch Mutationen des auf Chromosom 15 gelegenen Gens für Fibrillin-1, *FBN1*, verursacht. Die ersten Mutationen in diesem Gen bei Personen mit Marfan-Syndrom sind 1991 entdeckt worden. Bereits 1993 wurde ein »zweites« Gen für das Marfan-Syndrom auf Chromosom 3 vermutet. Über zehn Jahre später haben Mizuguchi und Mitarbeiter das betreffende Gen entdeckt, und zwar das Gen für den TGFβ-Rezeptor II. Das TGFβ (»Transforming Growth Factor Beta«) ist an der Steuerung des Zellwachstums, der Zelldifferenzierung (d. h. Spezialisierung des Zelltyps), und an der Produktion der extrazellulären Matrix beteiligt. Damit das TGFβ seine »Botschaft« an die Zelle vermitteln kann, muss es an sog. Rezeptoren binden, die an der Zelloberfläche lokalisiert sind. Die TGFβ-Rezeptoren Typ I und Typ II, abgekürzt TGFBR1 bzw. TGFBR2, reichen das TGFβ-Signal weiter, indem sie andere Proteine aktivieren, welche das Verhalten der Zellen verändern.

Im Jahr 2005 wurde ein bislang unbekanntes Aortenaneurysma-Syndrom mit Mutationen entweder in *TGBFR1* oder in *TGFBR2* beschrieben. Das Syndrom wurde nach den Autoren der Erstpublikation »Loeys-Dietz-Syndrom« benannt. Einigen der klinischen Merkmale des Loeys-Dietz-Syndroms wie Aortenerweiterung, Arachnodaktylie und Skoliose begegnet man auch beim Marfan-Syndrom, jedoch kann das Loeys-Dietz-Syndrom in vielen Fällen durch andere Merkmale vom Marfan-Syndrom klinisch abgegrenzt werden: weiter Augenabstand (Hypertelorismus), Aortentortuosität (»Verschlingelung« der Hauptschlagader), gespaltenes Gaumenzäpfchen und andere. Die Diagnose eines Loeys-Dietz-Syndroms erfolgt anhand abnormaler Gefäßbefunde (Aneurysmen oder Dissektionen der Aorta aber auch von Gefäßen im Hirn oder Bauchraum) und skelettaler Manifestationen (Hühnerbrust oder Trichterbrust, Skoliose, Gelenküberbeweglichkeit, Arachnodaktylie) bzw. durch molekulargenetische Mutationsanalyse der Gene *TGFBR1*, *TGFBR2*, *SMAD3*, *TGFB2*, und *TGFB3*.

10.2 Isolierte Neigung zur Dilatation (Erweiterung) oder Dissektion (Längsspaltung) der aufsteigenden Aorta

Im letzten Jahrzehnt konnten mehrere genetische Ursachen für isolierte Erkrankungen der aufsteigenden Aorta identifiziert werden. Einige wenige Mutationen im »Marfan-Gen« *FBN1* sind bei Personen oder Familien beschrieben worden, die vorwiegend oder ausschließlich Aortendefekte aufwiesen, wie sie sonst beim Marfan-Syndrom vorkommen können (Erweiterung und Dissektion der Aorta). Insgesamt dürften jedoch *FBN1*-Mutationen eine seltene Ursache für dieses Krankheitsbild darstellen. Darüber hinaus findet man bei einigen Patienten mit isolierter Aortenbeteiligung Mutation in den Genen *TGFBR2*, *PRKG1*, *MYLK*, *ACTA2*, *MFAP5* und *MYH11*. Unter Forschern wird davon ausgegangen, dass in Zukunft noch weitere genetische Ursachen dieses Krankheitsbildes identifiziert werden.

10.3   Mitralklappenprolaps

Der Mitralklappenprolaps ist ziemlich häufig in der Allgemeinbevölkerung und kommt auch gehäuft in einigen Familien vor sowie seltener als autosomal dominant vererbtes Merkmal. Betroffene können mehrere Abnormalitäten des Bindegewebes aufweisen oder auch nicht, erfüllen aber in aller Regel die skelettalen Kriterien der Gent-Nosologie nicht. Im Allgemeinen ist nicht von einem Risiko für Aortendissektion auszugehen, aber eine eingehende kardiologische Evaluierung ist unbedingt durchzuführen.

10.4   Isolierte Skelettabnormalitäten

Isolierte Skelettabnormalitäten wie Großwuchs, Skoliose und Trichterbrust können in seltenen Fällen durch *FBN1*-Mutationen verursacht werden. Aufgrund der altersabhängigen Entwicklung und der großen intrafamiliären Variabilität (unterschiedliche Ausprägung innerhalb einer Familie) des Marfan-Syndroms soll im allgemeinen nicht davon ausgegangen werden, dass die Ausprägung eines solchen Krankheitsbildes bei allen Mutationsträgern auf das Skelettsystem beschränkt bleiben muss.

10.5   Isolierte Ectopia lentis (Linsenschlottern)

Einige *FBN1*-Mutationen wurden bei Personen oder Familien identifiziert, die lediglich Augenabnormalitäten aufwiesen, also kein Marfan-Syndrom nach der Gent-Nosologie haben. Auch hier soll man aber mit prognostischen Aussagen sehr zurückhaltend sein. Identische *FBN1*-Mutationen sind bei Personen mit isolierter Ectopia lentis und bei Personen mit einem vollen Marfan-Syndrom gefunden worden. Die Gründe für diese Variabilität sind noch weitgehend unbekannt.

10.6   MASS-Syndrom (Myopie, Mitralklappenprolaps, geringe Aortenerweiterung, Striae und Skelettbeteiligung)

Das sog. MASS-Syndrom umfasst Kurzsichtigkeit (Myopie), Mitralklappenprolaps, eine geringe Erweiterung der Aorta (weniger als zwei Standardabweichungen oberhalb des erwarteten Durchmessers), Striae (Hautstreifen) und Skelettauffälligkeiten im Sinne eines Nebenkriteriums der Genter Nosologie. Um die Diagnose zu stellen, müssen mindestens zwei (besser drei) dieser Merkmale vorhanden sein, ohne dass die anderen Kriterien für ein Marfan-Syndrom erfüllt sind.

10.7   Das Beals-Hecht-Syndrom

Das Beals-Hecht-Syndrom (Kongenitale kontrakturelle Arachnodaktylie, englisch CCA) wird durch Mutationen in dem zweiten Fibrillin-Gen auf Chromosom 5 hervorgerufen. Insgesamt ist die CCA viel seltener als das Marfan-Syndrom (weniger als 1:50.000), und kann einige derselben Skelettprobleme wie das Marfan-Syndrom verursachen. Die CCA ist üblicherweise leicht vom Marfan-Syndrom zu unterscheiden, unter anderem aufgrund der Gelenkkontrakturen und der abnormalen Form der äußeren Ohren. In den allermeisten Fällen fehlen Ectopia lentis sowie die kardiovaskulären Manifestationen des Marfan-Syndroms.

10.8 Das Stickler-Syndrom

Das Stickler-Syndrom ist eine genetisch bedingte Bindegewebsstörung, die mit Auffälligkeiten der Augen und des Skelettsystems einhergehen kann. Manche Betroffene weisen einen marfanoiden Habitus (d. h. Gesamterscheinungsbild) auf, sind jedoch in aller Regel eher kleiner als unbetroffene Verwandte (und nicht größer, wie es beim Marfan-Syndrom häufig der Fall ist). Zu den häufigsten Merkmalen des Stickler-Syndroms gehören Kurzsichtigkeit, grauer Star, Netzhautablösung, Gehörverlust, Gaumenspalte sowie eine Reihe von Gelenkbeschwerden. Mutationen in einem von fünf Genen (*COL2A1*, *COL9A1*, *COL9A2*, *COL11A1* und *COL11A2*) sind bei Personen mit dem Stickler-Syndrom gefunden worden.

10.9 Das neonatale Marfan-Syndrom

Das neonatale Marfan-Syndrom ist eine sehr schwerwiegende Sonderform des Marfan-Syndroms, die durch bestimmte, in der Mitte des Fibrillin-1-Gens gelegene Mutationen verursacht wird. Bislang sind alle bekannten Fälle des neonatalen Marfan-Syndroms als Neumutationen aufgetreten, d.h., die Eltern sind nicht betroffen. Betroffene Neugeborene zeigen neben den für das klassische Marfan-Syndrom typischen Störungen eine Reihe von Merkmalen wie Gelenkkontrakturen, Auffälligkeiten des äußeren Ohres und Herzinsuffizienz.

10.10 Andere Syndrome

Andere genetische Syndrome, die Ähnlichkeiten zum Marfan-Syndrom aufweisen können, sind in aller Regel für einen erfahrenen Kliniker vom Marfan-Syndrom leicht zu unterscheiden. Eine Homozystinurie (Stoffwechselkrankheit, bei der sich ein marfanähnlicher Körperbau sowie andere Auffälligkeiten zeigen können) kann zum Beispiel wie das Marfan-Syndrom zur Ectopia lentis (Linsenschlottern) und zu einem marfanähnlichen Körperbau führen, unterscheidet sich aber von diesem durch eine Reihe von Symptomen (z. B. eine vermehrte Thromboseneigung). Da eine wirksame Therapie für die Homozystinurie angeboten werden kann, sollte diese Störung bei jeder Familie mit (Verdacht auf) Marfan-Syndrom einmal durch eine Aminosäurenanalyse ausgeschlossen werden. Einige weitere Syndrome können in Einzelfällen zu einem zumindest ansatzweise marfanoiden Aussehen führen, wie zum Beispiel das Klinefelter-Syndrom, das fragile X-Syndrom und einige chromosomale Störungen. Diese Störungen dürften dem erfahrenen Arzt aber keine wesentlichen diagnostischen Schwierigkeiten bereiten.

10.11 Genpanel-Diagnostik

Unter dem Begriff »Next-Generation Sequencing« (NGS) werden verschiedene Hochdurchsatz-Methoden zusammengefasst, die es ermöglichen, mehrere Gene innerhalb weniger Tage gleichzeitig auszulesen (im Gegensatz zu früheren diagnostischen Verfahren, womit mit relativ viel Aufwand ein Gen nach den anderem analysiert werden musste). NGS-basierte »Genpanel«-Diagnostik kommt auch bei der Differentialdiagnose des Marfan-Syndroms zunehmend zum Einsatz; prinzipiell können mit geringeren Kosten und verbesserter Sensitivität als die herkömmliche »Sanger-Sequenzierung« alle genetischen Ursachen einer Aortenerkrankung gleichzeitig untersucht werden.

Die Komplexität der Differentialdiagnose bei Verdacht auf MFS oder eine andere genetisch bedingte Aortenerkrankung erfordert Expertise und Erfahrung. In vielen Fällen kann nur eine kombinierte klinische und molekulare Analyse die korrekte Diagnose ermöglichen, was wiederum für eine verbesserte prognostische Einschätzung mit entsprechender Ausrichtung prophylaktischer Maßnahmen unerlässlich ist.

Vererbung und Genetische Tests

Kerstin Kutsche

11.1 **Vererbung** – 48

11.1.1 Das Marfan-Syndrom wird autosomal-dominant vererbt – 48

11.1.2 Die klinische Ausprägung des Marfan-Syndroms ist von Person zu Person unterschiedlich und nicht individuell vorhersagbar – 49

11.1.3 Das Marfan-Syndrom kann in einer Familie neu auftreten – 49

11.1.4 Kinder mit einer Mutation in beiden *FBN1*-Genen sind in der Regel sehr schwer betroffen – 50

11.2 **Genetische Tests** – 50

11.2.1 Gene, DNA und Mutationen – 50

11.2.2 Vor einer genetischen Untersuchung des *FBN1*-Gens muss die Person, bei der diese Analyse durchgeführt wird, aufgeklärt werden und eine schriftliche Einwilligung geben – 51

11.2.3 Bei der genetischen Untersuchung des *FBN1*-Gens wird die Basenabfolge des Gens bestimmt – 52

11.2.4 Bei einem kleinen Teil der Personen mit Marfan-Syndrom fehlen größere Abschnitte des *FBN1*-Gens – 52

11.2.5 Die molekulare Mutationsanalyse des *FBN1*-Gens hilft in vielen Fällen bei der Diagnosestellung und der medizinischen Langzeitbetreuung von Personen mit Marfan-Syndrom – 53

11.2.6 Durch neue molekulargenetische Techniken können heutzutage viele Gene gleichzeitig und schnell bei einer Person untersucht werden – 53

Marfan Hilfe (Deutschland) e.V. (Hrsg.), *Das Marfan-Syndrom*,
DOI 10.1007/978-3-662-53259-1_11, © Springer-Verlag GmbH Deutschland 2017

11.1 Vererbung

Das Marfan-Syndrom kommt mit einer Häufigkeit von 1:5000 bis1:10.000 in der Bevölkerung vor. Es handelt sich hierbei um eine Erbkrankheit, das heißt, sie beruht auf einer Veränderung im genetischen Material, der DNA, und kann an Nachkommen weiter gegeben werden. Die Veränderung, die wir in der Fachsprache als Mutation bezeichnen, betrifft eines der 20.000 Gene des Menschen, das *FBN1*-Gen. Eine Mutation im *FBN1*-Gen führt dazu, dass das Gen nicht mehr funktionstüchtig ist. Das *FBN1*-Gen befindet sich auf einem der 23 Paare von Chromosomen (»Farbkörperchen«), die sich im Zellkern fast aller menschlichen Zellen befinden und aus der DNA bestehen. Von jedem der 23 Chromosomenpaare stammt ein Chromosom von der Mutter und das andere vom Vater. Damit erben wir sowohl von unserer Mutter als auch von unserem Vater jeweils die Hälfte des genetischen Materials. Bei den insgesamt 46 Chromosomen unterscheiden wir 22 Paare von Autosomen (insgesamt 44) und 1 Paar Geschlechtschromosomen (auch Gonosomen genannt). Die 22 Autosomenpaare (Chromosomen 1–22, je zweifach) finden sich in allen Zellen von Männern und Frauen. Bei den Geschlechtschromosomen unterscheiden sich Männer und Frauen: Frauen haben zwei X-Chromosomen (46,XX) und Männer ein X-Chromosom und ein Y-Chromosom (46,XY).

11.1.1 Das Marfan-Syndrom wird autosomal-dominant vererbt

Genetische Krankheiten werden unterschiedlich vererbt. An dieser Stelle wird nur auf die autosomal-dominante Vererbung eingegangen, da das Marfan-Syndrom diesem Erbgang folgt. Autosomal bedeutet, dass sich das mutierte Gen auf einem der 22 Autosomenpaare des Menschen befindet. Das *FBN1*-Gen liegt auf dem Chromosom 15, von dem wir eine mütterliche und eine väterliche Version geerbt haben. Durch die autosomale Vererbung sind im Durchschnitt gleich viele Männer wie Frauen vom Marfan-Syndrom betroffen. Dominant bedeutet, dass die Mutation in einem der beiden *FBN1*-Gene ausreicht, damit eine Person klinische Merkmale einer Erkrankung, also hier des Marfan-Syndroms, zeigt. Anders ausgedrückt kann das normale *FBN1*-Gen auf dem einen Chromosom 15 die Funktionsuntüchtigkeit des mutierten *FBN1*-Gens auf dem anderen Chromosom 15 nicht ausgleichen. Da wir, wie oben bereits gesagt, immer jeweils die Hälfte des genetischen Materials von Mutter und Vater erben, wird entweder das Chromosom 15 mit dem mutierten *FBN1*-Gen oder das Chromosom 15 mit dem normalen *FBN1*-Gen an ein Kind einer vom Marfan-Syndrom betroffenen Person weitergegeben. Damit besteht für das Kind, unabhängig vom Geschlecht, eine 50 %ige Wahrscheinlichkeit, das mutierte *FBN1*-Gen zu erben und das Marfan-Syndrom auszuprägen. Die statistische Wahrscheinlichkeit von 50 %, die Krankheit an Nachkommen weiter zu geben, bleibt für jedes weitere Kind (2., 3., 4. Kind usw.) gleich. Rein statistisch würde man also bei einem Paar mit vier Kindern erwarten, dass zwei Kinder gesund und zwei Kinder vom Marfan-Syndrom betroffen sind. Da die Wiederholungswahrscheinlichkeit für ein Kind allerdings nur im statistischen Sinne gültig ist, kann es innerhalb einer Familie auch z. B. dazu kommen, dass alle Kinder die *FBN1*-Mutation erben oder keins der Kinder die Mutation hat. Nur Kinder, die die *FBN1*-Mutation von einem Elternteil geerbt haben, können diese später auch an ihre Kinder weitergeben. Abbildung ◻ Abb. 11.1 zeigt einen Stammbaum.

Die für die autosomal-dominante Vererbung typischen Stammbaummerkmale können wie folgt zusammengefasst werden:

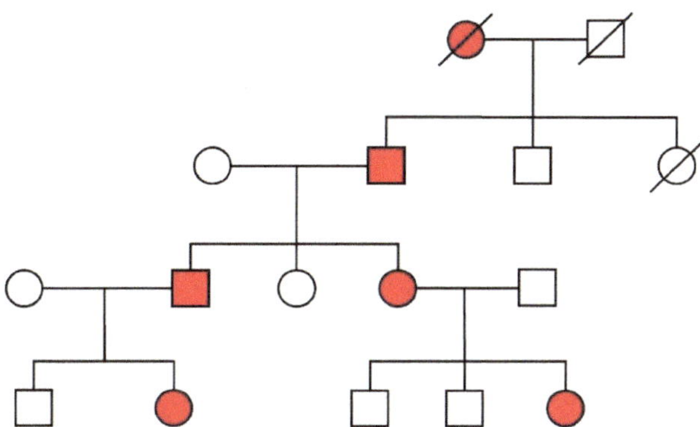

◘ Abb. 11.1 Ein typischer Stammbaum für eine Erkrankung mit autosomal-dominantem Erbgang. Männer werden als Quadrate und Frauen als Kreise dargestellt. Die rot gekennzeichneten Symbole geben an, dass die jeweilige Person betroffen ist. Die mit einem Querstrich versehenen Symbole geben an, dass die jeweilige Person verstorben ist

1. Betroffene kommen in direkt aufeinander folgenden Generationen vor.
2. Männer und Frauen sind in etwa gleich häufig betroffen.
3. Die Krankheit wird sowohl von Frauen als auch Männern an ihre Kinder weitergegeben.

11.1.2 Die klinische Ausprägung des Marfan-Syndroms ist von Person zu Person unterschiedlich und nicht individuell vorhersagbar

Der Schweregrad der Ausprägung des Marfan-Syndroms kann sowohl bei Personen innerhalb einer Familie, die alle die gleiche *FBN1*-Mutation tragen, als auch zwischen nicht miteinander verwandten Personen sehr unterschiedlich sein. Aus diesem Grund kann die klinische Ausprägung für ein Kind eines Paares, von dem einer der beiden vom Marfan-Syndrom betroffen ist, nicht vorhergesagt werden. Kinder können als Neugeborene bereits auffällig sein; häufiger ist aber die Ausprägung klinischer Merkmale im Kindesalter bis hin zur Pubertät.

11.1.3 Das Marfan-Syndrom kann in einer Familie neu auftreten

Bei ca. 25 % der Personen mit Marfan-Syndrom gibt es in der Familie (Eltern, Großeltern und Geschwister) keine weiteren Betroffenen. Die Krankheit ist also erstmals bei einer Person in einer Familie aufgetreten. In dieser Situation wird davon ausgegangen, dass die Mutation im *FBN1*-Gen bei der betroffenen Person neu entstanden ist. Die *FBN1*-Mutation kann entweder schon in einer der beiden Keimzellen, also Samen- oder Eizelle, die zur Befruchtung geführt hat, vorgelegen haben, oder sie hat sich während der frühen Entwicklung des Embryos in einer Zelle ereignet und wurde an alle Tochterzellen weitergegeben. Damit besteht für das gesunde Paar, das ein Kind mit Marfan-Syndrom hat, zwar keine Wiederholungswahrscheinlichkeit von 50 % für ein weiteres Kind mit Marfan-Syndrom, allerdings kann auch keine völlige Entwarnung gegeben werden: rein theoretisch könnte nicht nur eine sondern mehrere Keimzellen eines Elternteils die *FBN1*-Mutation tragen. Wir sprechen in diesem Fall von einem Keimzellmosaik, was genetisch nicht untersuchbar ist, d. h. der Anteil an Keimzellen mit *FBN1*-Mutation kann nicht bestimmt werden. Wenn sich also gesunde Eltern mit einem Kind mit Marfan-Syndrom ein weiteres Kind wünschen, liegt eine geringfügig erhöhte Wiederholungswahrscheinlichkeit vor; sie wird mit ca. 1% angegeben.

11.1.4 Kinder mit einer Mutation in beiden *FBN1*-Genen sind in der Regel sehr schwer betroffen

In der sehr seltenen Konstellation, dass sowohl ein Mann als auch eine Frau Träger einer *FBN1*-Mutation sind und damit ein genetisch gesichertes Marfan-Syndrom haben, ist die statistische Wiederholungswahrscheinlichkeit für ein Kind mit Marfan-Syndrom deutlich erhöht. Statistisch gesehen werden 50 % dieser Kinder eine der beiden *FBN1*-Mutationen tragen und ein Marfan-Syndrom ausprägen. Zusätzlich besteht eine Wahrscheinlichkeit von 25 %, dass das Kind jeweils eine *FBN1*-Mutation von beiden Elternteilen geerbt hat, also auf beiden Chromosomen 15 ein mutiertes *FBN1*-Gen trägt. Diese Kinder sind in der Regel schwerer betroffen als ihre Eltern und zeigen klinisch das Erscheinungsbild des schwerwiegenden neonatalen Marfan-Syndroms.

11.2   Genetische Tests

Seit 1991 ist bekannt, dass Mutationen im *FBN1*-Gen zum Marfan-Syndrom führen. Es wurden bisher über 1800 verschiedene Mutationen in diesem Gen beschrieben. Es gibt nur wenige Mutationen, die bei unterschiedlichen Personen und Familien identisch sind; die meisten Familien haben ihre eigene, »private« Mutation. Um zu verstehen, wie eine Mutationsanalyse bei einer Person mit Marfan-Syndrom durchgeführt wird, sollen zunächst einige Grundlagen zum Aufbau von DNA und Genen sowie zum Fibrillin-1-Protein besprochen werden.

11.2.1 Gene, DNA und Mutationen

Gene bestehen aus DNA, dem genetischen Material. Die DNA ist aus verschiedenen chemischen Bestandteilen aufgebaut, u. a. den vier Basen Adenin, Guanin, Cytosin und Thymin (abgekürzt A, G, C, T). Gene beinhalten die Information für den Bau von allen für die Entwicklung eines Organismus und den Stoffwechsel der Zellen notwendigen Biomolekülen (Genprodukte/Eiweiße/Proteine). Sie bestimmen darüber, ob wir blonde oder dunkle Haare oder blaue oder braune Augen haben. Das *FBN1*-Gen ist die »Bauanweisung« für das Fibrillin-1-Protein, das an der Ausbildung von Mikrofibrillen beteiligt ist, die wiederum wichtige Bestandteile des Bindegewebes darstellen. Es ist ein sehr großes Gen, da es aus mehr als 600.000 Basen besteht. Von den 600.000 sind lediglich etwa 9000 Basen für die korrekte Herstellung des Fibrillin-1-Proteins notwendig, weswegen auch nur diese im Rahmen einer genetischen Untersuchung analysiert werden. Eine Mutation kann schon dann vorliegen, wenn nur eine einzige Base im *FBN1*-Gen (in den 9000 untersuchten Basen) verändert ist (z. B. Austausch von »A« nach »T«). Alternativ können eine oder mehrere Basen verloren gegangen oder hinzugekommen sein. Die Mutationen sind bei verschiedenen Patienten über das gesamte Gen verteilt. Nicht jede veränderte Base im *FBN1*-Gen ist automatisch eine Mutation, die zum Marfan-Syndrom führt. Dazu muss sie den »Sinn«, also die Bauanweisung, des Gens verändern. Für die

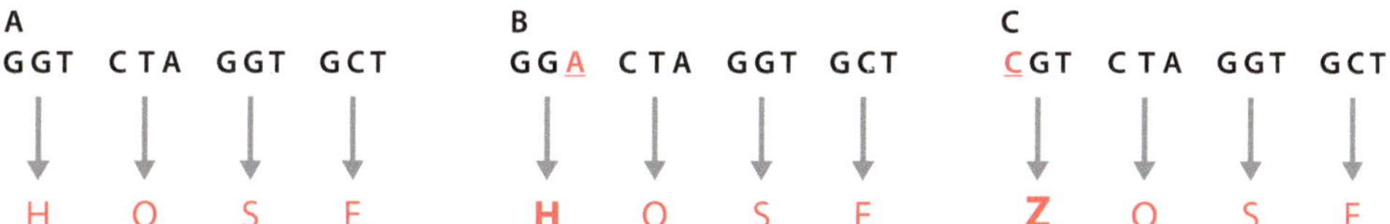

◘ Abb. 11.2 Durch eine Mutation kann der Sinn eines Gens geändert werden. Die Basenabfolge eines Gens (*obere Zeile*) wird zum besseren Verständnis in unsere Sprache übersetzt. Dabei bilden immer drei Basen den Code für einen Buchstaben aus unserem Alphabet. So kodiert die Basenabfolge GGT CTA GGT GCT z. B. für das deutsche Wort »HOSE« (*untere Zeile*) (**a**). Durch den Austausch der dritten Base von T nach A (*rot und unterstrichen*) ändert sich der Code und damit der Sinn des Gens nicht (**b**). Erst mit dem Austausch der ersten Base von G nach C (*rot und unterstrichen*) wird der Sinn des Gens verändert; es wird das Wort »ZOSE« kodiert, das in der deutschen Sprache nicht existiert (**c**). Dieser Basenaustausch entspricht einer krankheitsrelevanten Mutation in einem Gen (*z. B. dem FBN1-Gen*)

Herstellung des Fibrillin-1-Proteins ist es notwendig, dass immer drei Basen des *FBN1*-Gens als eine Art Code abgelesen und übersetzt werden (◘ Abb. 11.2). Um das besser zu verstehen, übersetzen wir die Bauanweisung des *FBN1*-Gens für das Fibrillin-1-Protein einfach in unsere Sprache. So könnte z. B. die Basenabfolge GGT CTA GGT GCT als Code für das Wort »HOSE« dienen (◘ Abb. 11.2a). Durch den Austausch einer einzigen Base wird die Basenabfolge nun wie folgt geändert: GGA CTA GGT GCT. Da aber sowohl GGT also auch GGA für ein »H« kodieren, wird der Sinn des Gens in diesem Fall nicht verändert, sodass die Basenabfolge immer noch in »HOSE« übersetzt wird (◘ Abb. 11.2b). Erst mit der geänderten Basenabfolge CGT CTA GGT GCT ändert sich die Bauanweisung: CGT kodiert kein »H« sondern ein »Z«. Damit wird dieser Code übersetzt in »ZOSE«, ein Wort, das es in der deutschen Sprache nicht gibt (◘ Abb. 11.2c).

Zusammengefasst führt also der Austausch eine Base, hier von G nach C, an einer ganz bestimmten Stelle der Basenabfolge zu einer Veränderung des Sinns (der Bauanweisung) des *FBN1*-Gens; wir sprechen dann von einer krankheitsrelevanten Mutation.

11.2.2 Vor einer genetischen Untersuchung des *FBN1*-Gens muss die Person, bei der diese Analyse durchgeführt wird, aufgeklärt werden und eine schriftliche Einwilligung geben

Am 1. Februar 2010 ist in Deutschland das Gendiagnostikgesetz (GenDG) in Kraft getreten, das die Voraussetzungen für genetische Untersuchungen festlegt. Bevor eine molekulargenetische Untersuchung bei einer Person mit Verdacht auf Marfan-Syndrom durchgeführt wird, muss eine Aufklärung durch den/die verantwortliche/n Arzt/Ärztin über die Art der Untersuchung sowie mögliche Ergebnisse und Konsequenzen der genetischen Untersuchung erfolgen. Die Person muss in die Untersuchung und die Gewinnung der dafür erforderlichen genetischen Probe (in der Regel eine Blutprobe) ausdrücklich und schriftlich gegenüber der verantwortlichen ärztlichen Person einwilligen. Die Einwilligung kann jederzeit widerrufen werden. Bei Personen unter 18 Jahren werden die Eltern oder Sorgeberechtigten aufgeklärt. Beide Eltern bzw. Sorgeberechtigten müssen ihre schriftliche Einwilligung geben, sofern nicht nur eine Person sorgeberechtigt ist.

11.2.3 Bei der genetischen Untersuchung des *FBN1*-Gens wird die Basenabfolge des Gens bestimmt

Da bei den allermeisten Mutationen im *FBN1*-Gen (ca. 90 %) die Basenabfolge geändert ist, sprechen wir von einer Genmutation. Für die genetische Untersuchung des *FBN1*-Gens bei einer Person mit der klinischen Verdachtsdiagnose eines Marfan-Syndroms wird zunächst eine Blutprobe (ca. 5–10 ml) gewonnen. Im Blut befinden sich die weißen Blutkörperchen, aus denen die DNA isoliert wird. Zunächst werden im Reagenzglas die Abschnitte des *FBN1*-Gens aus der DNA des Patienten vermehrt, die die wichtigen 9000 Basen umfassen. Die 9000 Basen verteilen sich dabei auf 65 Abschnitte des Gens (Exons). Die Vermehrung der 65 Abschnitte geschieht mit der Polymerasekettenreaktion (PCR). Im Anschluss wird von jedem der 65 vermehrten Abschnitte die Basenabfolge einzeln bestimmt (durch die DNA-Sequenzierung nach Sanger). Diese Untersuchung ist aufwendig, da pro Patient alle 65 Abschnitte des *FBN1*-Gens in einem zweistufigen Verfahren (erst Vermehrung und dann Bestimmung der Basenabfolge) untersucht werden müssen. Die Basenabfolge des *FBN1*-Gens des Patienten wird schließlich mit der Basenabfolge des »normalen« *FBN1*-Gens (Referenzsequenz) verglichen, um die krankheitsrelevante Veränderung aufzuspüren. Nicht immer kann eine Änderung der Basenabfolge eindeutig als krankheitsrelevante Mutation interpretiert werden. In manchen Fällen können Wissenschaftler und Ärzte nicht eindeutig festlegen, ob die Änderung der Basenabfolge auch eine »Sinnveränderung« des *FBN1*-Gens zur Folge hat. In diesen Fällen sprechen wir von einer »Variante mit unklarer klinischer Relevanz«. In solchen Fällen kann ein Marfan-Syndrom genetisch weder ausgeschlossen noch bestätigt werden. Allerdings schließt dieser Befund ein Marfan-Syndrom auch nicht aus. Heutzutage helfen öffentlich zugängliche Datenbanken, in denen bekannte und krankheitsrelevante *FBN1*-Mutationen abgelegt sind, bei der Interpretation der gefundenen Basenveränderung.

11.2.4 Bei einem kleinen Teil der Personen mit Marfan-Syndrom fehlen größere Abschnitte des *FBN1*-Gens

Nicht bei allen Personen, bei denen durch eine genetische Untersuchung eine Veränderung im *FBN1*-Gen nachgewiesen wird, lässt sich durch die Bestimmung der Basenabfolge des *FBN1*-Gens die krankheitsrelevante Mutation finden. Deswegen muss eine andere Methode zum Einsatz kommen.

Wie bereits oben beschrieben, besitzt jeder Mensch eine väterliche und eine mütterliche Kopie des *FBN1*-Gens (auf je einem Chromosom 15). Wenn mehrere der 65 Abschnitte des *FBN1*-Gens auf der mütterlichen oder väterlichen Kopie einer Person fehlen, so wird diese Art der Mutation durch die bereits erwähnten Methoden der PCR und Sanger-Sequenzierung nicht aufgedeckt. Das hat rein technische Gründe und soll hier nicht weiter erläutert werden. Sollte also eine Person, bei der klinisch der dringende Verdacht auf ein Marfan-Syndrom vorliegt, keine Mutation in der Basenabfolge des *FBN1*-Gens haben, wird bestimmt, ob sie von den 65 Abschnitten des *FBN1*-Gens immer zwei Kopien, also mütterliche und väterliche, aufweist. Die dafür benötigte Methode heißt »multiplexe ligationsabhängige Sondenamplifikation« oder kurz MLPA (von *multiplex ligation-dependent probe amplification*). Durch die MLPA kann also ein Verlust (Deletion) oder auch ein Zugewinn (Duplikation) von genetischem Material in einem Gen aufgedeckt werden. Dabei kann es sich um eine Deletion oder Duplikation von ein bis mehreren oder auch von allen 65 Abschnitten (Exons) des Gens handeln. Die klinische Ausprägung des Marfan-Syndroms kann bei Vorhandensein einer solchen Veränderung allerdings ebenso wenig vorhergesagt werden wie bei Personen mit einer *FBN1*-Mutation, die die Basenabfolge des Gens betrifft.

11.2.5 Die molekulare Mutationsanalyse des *FBN1*-Gens hilft in vielen Fällen bei der Diagnosestellung und der medizinischen Langzeitbetreuung von Personen mit Marfan-Syndrom

Die Diagnose eines Marfan-Syndroms wird in der Regel klinisch gestellt. Da das Marfan-Syndrom aber eine hohe klinische Variabilität zeigt, ist die Anwendung der sog. Gent-Kriterien nicht in jedem Fall einfach. So ist die Wahrscheinlichkeit, eine *FBN1*-Mutation zu finden, viel höher bei Personen, die die diagnostischen Kriterien der Gent-Nosologie erfüllen. Bei diesen Patienten ist die klinische Ausprägung jedoch so typisch, dass die Diagnose Marfan-Syndrom auch ohne genetischen Befund gestellt wird bzw. der positive Mutationsbefund die klinische Diagnose nur noch mal bestätigt. Anders ist es bei solchen Personen, die die Kriterien nach Gent nicht erfüllen. Die Wahrscheinlichkeit, eine *FBN1*-Mutation zu finden, ist bei solchen Personen viel geringer. Um so höher ist dafür der Nutzen für diese Patienten bei erfolgtem *FBN1*-Mutationsnachweis: sie profitieren von den klinischen Vorsorgeuntersuchungen und Maßnahmen, die ergriffen werden, um Komplikationen des Herzkreislaufsystems und von anderen Organen zu vermeiden. In jedem Fall muss Personen, bei denen durch eine molekulargenetische Untersuchung eine Mutation im *FBN1*-Gen nachgewiesen wurde, nach GenDG eine humangenetische Beratung angeboten werden, im Rahmen derer die genetischen Befunde und die sich daraus ergebenen medizinischen Konsequenzen besprochen werden. Wurde bei einer Person keine genetische Veränderung im *FBN1*-Gen gefunden, sollte ihr ebenfalls eine humangenetische Beratung angeboten werden.

Wurde bei einer Person in einer Familie eine Mutation im *FBN1*-Gen nachgewiesen, sollte im Rahmen einer genetischen Beratung darauf hingewiesen werden, dass bei anderen Familienmitgliedern spezifisch auf diese Mutation getestet werden kann, um ein Marfan-Syndrom genetisch zu sichern bzw. auszuschließen. Bei Angehörigen, die ebenfalls klinische Merkmale eines Marfan-Syndroms zeigen, kann jede/r Arzt/Ärztin die genetische Untersuchung veranlassen. Bei Personen, die keine klinischen Auffälligkeiten des Marfan-Syndroms zeigen, muss die genetische Untersuchung nach vorheriger genetischer Beratung durch eine/n Facharzt/ärztin für Humangenetik veranlasst werden bzw. einem/r Facharzt/Fachärztin einer anderen Disziplin, der/die über die Qualifikation zur fachgebundenen genetischen Beratung verfügt. Je nach molekulargenetischem Befund (s. o.) muss bzw. sollte der Person, bei der die genetische Untersuchung durchgeführt wurde, eine humangenetische Beratung angeboten werden.

11.2.6 Durch neue molekulargenetische Techniken können heutzutage viele Gene gleichzeitig und schnell bei einer Person untersucht werden

In größeren Studien wurde gezeigt, dass selbst bei Patienten mit einem klinisch eindeutigen Marfan-Syndrom nicht immer eine *FBN1*-Mutation gefunden wird. Die Detektionsrate für eine Mutation im *FBN1*-Gen liegt also selbst in dieser Patientengruppe bei nur etwa 90 %. Dies kann verschiedene Gründe haben. Zum einen kann die Mutation mit den durchgeführten Methoden

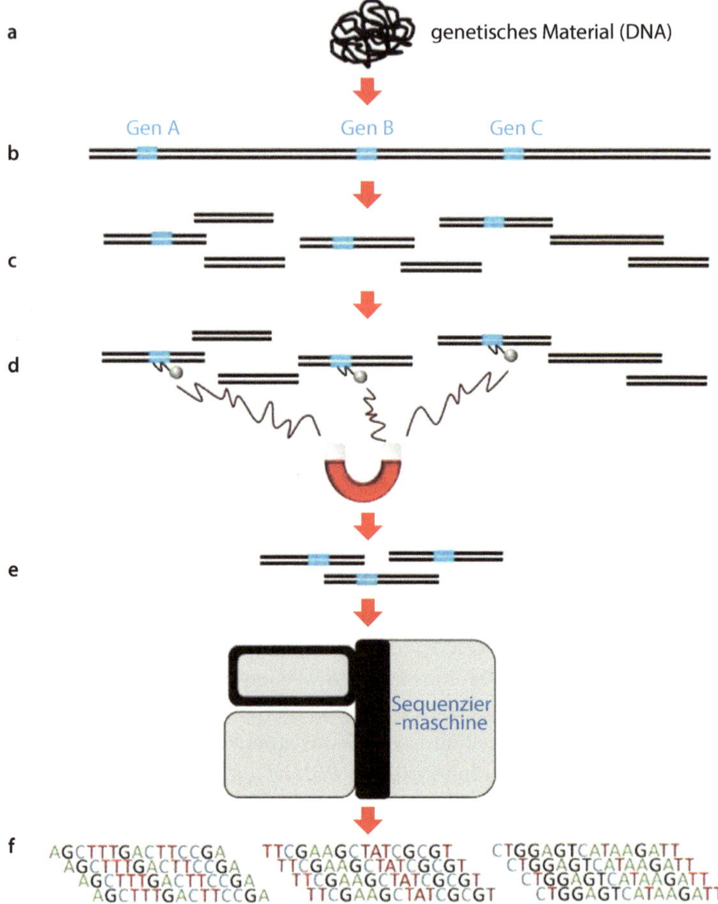

Abb. 11.3 Prinzip der massiven Parallelsequenzierung oder des *next-generation sequencing* (NGS) für die molekulargenetische Untersuchung von für das Marfan-Syndrom und verwandten Erkrankungen relevanten Genen. **(a)** Das genetische Material, die DNA, wird in der Regel aus Blutzellen isoliert. **(b)** Auf der DNA (*schwarze Doppellinie*) befinden sich die Gene (*blaue Kästchen*). **(c)** Die DNA wird in kleine Fragmente zerlegt. **(d)** Nur die DNA-Fragmente, auf denen sich die zu analysierenden Gene befinden, werden aus dem Gemisch an DNA-Fragmenten »herausgezogen«, also von den anderen DNA-Fragmenten isoliert. **(e)** Die Gen-aufweisenden DNA-Fragmente werden auf einen »Träger« (kleines Glasplättchen) aufgebracht (nicht dargestellt), und der Träger wird in die Sequenziermaschine eingebracht. In der Sequenziermaschine erfolgen verschiedene chemische Reaktionen (nicht dargestellt), die letztlich zur Generierung der Basenabfolge der eingebrachten Genabschnitte führen **(f)**. Die Basenabfolgen werden hinsichtlich des Vorliegens einer krankheitsrelevanten Mutation untersucht

auch mal nicht gefunden werden; sie entgeht also der molekulargenetischen Mutationsanalyse. So kann sich eine Mutation in sehr seltenen Fällen außerhalb der untersuchten 9000 Basen befinden und eine der anderen 591.000 Basen des *FBN1*-Gens betreffen. Zum anderen kann diese Person eine Mutation in einem anderen Gen aufweisen. Es gibt mehrere Krankheitsbilder, die sich klinisch ähnlich wie das Marfan-Syndrom ausprägen (siehe ▶ Kap. 10 Differenzialdiagnosen), aber durch eine Mutation in einem anderen Gen verursacht werden. An dieser Stelle sei exemplarisch das Loeys-Dietz-Syndrom genannt, das durch Mutationen in einem der Gene

TGFBR1, *TGFBR2*, *TGFB2*, *TGFB3* oder *SMAD3* verursacht wird. Personen mit Loeys-Dietz-Syndrom haben klinisch einige Überschneidungen mit dem Marfan-Syndrom, insbesondere hinsichtlich der kardiovaskulären und skelettalen Merkmale. Aber auch andere Gene können bei Personen mit klinischem Verdacht auf ein Marfan-Syndrom oder einen zum Marfan-Syndrom ähnlichen klinischen Bild mutiert sein. Aus diesem Grund wurden die abrechnungsfähigen Leistungen für die genetischen Untersuchungen [festgelegt im Einheitlichen Bewertungsmaßstab (EBM)] bei Verdacht auf Marfan-Syndrom bzw. klinisch dazu ähnlichen Erkrankungen zum 1. Juli 2016 entsprechend dem Stand von Wissenschaft und Technik angepasst und geändert. Mit Hilfe einer neuen molekulargenetischen Technologie, der sog. massiven Parallelsequenzierung oder *next-generation sequencing* (NGS), kann nun eine bestimmte Anzahl an Genen gleichzeitig, schnell und kostengünstig untersucht werden. Für den/die interessierte/n Leser/in sei auf ◘ Abb. 11.3 verwiesen, die das Prinzip der NGS-Technologie erläutert.

Diese neue Analysemöglichkeit verkürzt die Dauer einer genetischen Untersuchung und erhöht gleichzeitig die Wahrscheinlichkeit, eine genetische Veränderung in einem der untersuchten Gene aufzufinden. Der EBM legt für die klinische Diagnose von thorakalen Aortenaneurysmen und -dissektionen (TAAD), die auch das Marfan-Syndrom im weitesten Sinne umfasst, fest, dass mindestens die Gene *FBN1*, *ACTA2*, *COL3A1*, *MYH11*, *MYLK*, *SMAD3*, *TGFB2*, *TGFBR1* und *TGFBR2* analysiert werden sollen. Man erhofft mit den neuen genetischen Untersuchungsmethoden eine verbesserte Versorgung der Betroffenen, da auch Mutationen in Genen, die relativ selten mutiert sind, aufgedeckt werden und so zu einer genetischen Sicherung der klinischen Diagnose beitragen. Dies ermöglicht eine spezifische, auf das jeweilige Krankheitsbild abgestimmte klinische Versorgung der betroffenen Personen. Nichtsdestotrotz kann es bei der Analyse einer Vielzahl von Genen auch dazu kommen, dass keine eindeutig krankheitsrelevante Mutation gefunden wird, sondern im Befund lediglich von einer oder mehreren Varianten (Veränderungen) mit unklarer klinischer Relevanz berichtet wird. Wie bereits oben erwähnt, schließen diese molekulargenetischen Ergebnisse ein klinisch diagnostiziertes Marfan-Syndrom oder eine verwandte Erkrankung bei der entsprechenden Person nicht aus, sodass in diesem Fall auch weiterhin die klinischen Vorsorgemaßnahmen angeboten werden.

Psychosoziale Aspekte des Marfan-Syndroms

Dieter Benninghoven

12.1   Gesundheitsbezogene Lebensqualität   – 58

12.2   Kindliche Entwicklung, Jugend und frühes
Erwachsenenalter   – 58

12.3   Familie und Sexualität   – 59

12.4   Arbeitswelt   – 59

12.5   Psychologische Befindlichkeit
und Krankheitsbewältigung   – 59

12.6   Behandlung   – 60

Marfan Hilfe (Deutschland) e.V. (Hrsg.), *Das Marfan-Syndrom*,
DOI 10.1007/978-3-662-53259-1_12, © Springer-Verlag GmbH Deutschland 2017

Die klinischen Symptome des Marfan-Syndroms sind in diesem Buch an anderer Stelle beschrieben. Die Definition der sog. Gent-Kriterien hat zu valideren Diagnosestellungen beigetragen. Auch die möglichen körperlichen Komplikationen und die Risiken, die mit der Erkrankung einhergehen, sind bekannt. Angesichts der Schwere der Erkrankung und der deutlichen körperlichen Beeinträchtigungen, die mit dem Marfan-Syndrom verbunden sind, liegt es nahe, dass auch die psychosoziale Befindlichkeit der Menschen mit Marfan-Syndrom nicht unberührt bleibt. Es ist zu erwarten, dass sich die chronische Erkrankung auf die psychologische Befindlichkeit und auf die soziale Lebenssituation der Betroffenen auswirkt. Für jeden Einzelnen bedarf es Anpassungsleistungen, die in den verschiedenen Lebensphasen von der Kindheit bis ins Alter immer wieder neu notwendig sind. Diese Anpassungsleistungen sind anders und vermutlich komplexer als bei Menschen ohne chronische körperliche Erkrankung. Die Wahrscheinlichkeit für frustrierende Erfahrungen mit negativen Auswirkungen auf das psychosoziale Befinden ist erhöht.

Obwohl der Zusammenhang zwischen Marfan-Syndrom und psychosozialer Beeinträchtigung nahe liegt, gibt es hierzu bislang kaum gesicherte Erkenntnisse. Die Anzahl der Arbeiten, die zu diesem Thema publiziert wurden, ist übersichtlich. Dieser Umstand ist sicher der Tatsache geschuldet, dass das Marfan-Syndrom eine seltene Erkrankung ist. Entsprechend schwierig ist es, größere Patientenstichproben zu gewinnen. Aber auch unabhängig davon hat die psychische Befindlichkeit bislang wenig Beachtung erfahren. Eine neuere systematische Übersicht zu den bislang vorliegenden Ergebnissen stammt von Velvin und Kollegen (2015). Die im Folgenden beschriebenen Befunde beziehen sich im Wesentlichen auf die Ergebnisse dieser Arbeitsgruppe. Die Autoren kommen zu dem Ergebnis, dass es Anhaltspunkte für eine tatsächlich eingeschränkte Lebensqualität, für erhöhte Depressivität und Ängstlichkeit und für Schwierigkeiten in der schulischen Entwicklung, am Arbeitsplatz und im Familienleben gibt. Es gibt bislang keine Vorschläge für psychosoziale Interventionen und auch keine überprüften psychosozialen Interventionskonzepte.

12.1   Gesundheitsbezogene Lebensqualität

Die gesundheitsbezogene Lebensqualität beschreibt, wie ein Einzelner seine eigene Gesundheit subjektiv erlebt und umfasst die körperliche Gesundheit, das psychische Wohlergehen und die soziale Integration. Eine gegenüber einer gesunden Vergleichsgruppe reduzierte gesundheitsbezogene Lebensqualität ist bei Menschen mit Marfan-Syndrom belegt. Die Einschränkungen betreffen nicht nur das Erleben der körperlichen Gesundheit, sondern auch die psychische und die soziale Dimension. Dabei scheint, ähnlich wie bei anderen chronischen Erkrankungen auch, die wahrgenommene gesundheitsbezogene Lebensqualität in keinem engen Zusammenhang mit der Ausprägung der Erkrankung zu stehen.

12.2   Kindliche Entwicklung, Jugend und frühes Erwachsenenalter

Hänseleien und Stigmatisierungen, zum einen wegen des Aussehens, aber auch wegen Einschränkungen beim Sport und der oft geringeren körperlichen Leistungsfähigkeit sind gängige Erfahrungen, die junge Menschen mit Marfan-Syndrom bereits in der Schule machen. In der Adoleszenz kommt das Gefühl hinzu, anders zu sein als die Peergroup. Die Jugendlichen erleben ihr eigenes Körperbild u. U. als weniger attraktiv und damit auch weniger attraktiv für potenzielle Partnerinnen und Partner. Wiederkehrende Arztkonsultationen, die regelmäßige Medikamenteneinnahme und empfohlene Einschränkungen im Bewegungsverhalten beeinträchtigen die jugendliche Autonomieentwicklung. Es scheint dann besonders schwierig zu sein, sich gut an die Empfehlungen zu halten, wenn subjektiv keine Einschränkungen durch die Erkrankung wahrgenommen werden. Das Risiko eines komplizierten Verlaufs der Erkrankung, die Bedrohung durch einen möglicherweise frühen Tod und die Gefahr der Weitergabe der Erkrankung an die eigenen Kinder belasten ebenfalls die jugendliche Entwicklung und im weiteren Verlauf auch das frühe Erwachsenenalter. Dennoch scheinen junge Menschen mit Marfan-Syndrom im Durchschnitt all diese Belastungen relativ gut verarbeiten zu können. Der Umgang mit der Erkrankung gelingt allen Schwierigkeiten zum Trotz häufig durchaus gut und angemessen.

12.3 Familie und Sexualität

Ein negatives Körperbild, bei dem sich die Betroffenen im eigenen Körper nicht wohl fühlen, kann sich auch negativ auf die Sexualität auswirken. Die Sexualität wird dann oft als weniger erfüllend erlebt. Die Entscheidung für oder gegen eine Elternschaft ist für Menschen mit Marfan-Syndrom komplizierter. Sie wird in der Regel ausführlich abgewogen und fällt den Betroffenen oft schwer. Dennoch beschreiben viele Menschen mit Marfan-Syndrom ihr Familienleben als normal. Etwa die Hälfte der Erwachsenen haben Kinder und über die Hälfte sind verheiratet oder in fester Partnerschaft.

12.4 Arbeitswelt

Für manche Betroffene setzen sich negative Erfahrungen aus der Schulzeit im Arbeitsleben fort. Die körperlichen Einschränkungen, die die Krankheit mit sich bringt, führen dazu, dass viele berufliche Aktivitäten entweder nicht möglich sind oder dass von ihnen abgeraten wird. Dies schränkt die beruflichen Möglichkeiten deutlich ein und ist u. U. mit frustrierenden Erfahrungen verbunden. Ausgrenzungen aufgrund des körperlichen Erscheinungsbildes und der körperlichen Einschränkungen sind auch im Erwachsenenalter noch relevant, wenngleich weniger bedeutsam als in Kindheit und Jugend. Vielleicht als Ausgleich zu den körperlichen Limitationen wird das Bildungsniveau von Menschen mit Marfan-Syndrom als eher hoch beschrieben. Viele sind mit großer Selbstverständlichkeit berufstätig, wenngleich die Arbeitsfähigkeit im Alter früher eingeschränkt zu sein scheint als in der Allgemeinbevölkerung. Ähnlich wie bei der körperbezogenen Lebensqualität gibt es auch bei den beruflichen Teilhabeeinschränkungen keinen Zusammenhang mit der Schwere der Erkrankung.

12.5 Psychologische Befindlichkeit und Krankheitsbewältigung

Die Frage, ob Menschen mit Marfan-Syndrom depressiver und ängstlicher sind als die Allgemeinbevölkerung ist umstritten. Hier liegen unterschiedliche Untersuchungsergebnisse vor. Festzuhalten bleibt allerdings, dass die medizinischen Komplikationen, die körperlichen Einschränkungen, das u. U. negative Körperbild und die Wahrnehmung der chronischen Erkrankung für viele Betroffene emotional belastend sind. Die Belastung kann sich in einer depressiven Befindlichkeit ausdrücken. Auch hier gibt es keinen Zusammenhang zwischen dem Schweregrad der Erkrankung und dem Ausmaß z. B. der Depressivität. Die psychologische Belastung hängt mehr mit der subjektiven Krankheitswahrnehmung zusammen als mit der objektiven Krankheitsschwere. Ein aktiver Umgang mit der Erkrankung in Kombination mit einem profunden Wissen über die Krankheit sowie die Akzeptanz der mit der Krankheit verbundenen Einschränkungen bieten die besten Voraussetzungen für ein erfülltes Leben mit Marfan-Syndrom.

12.6   Behandlung

Hinsichtlich ihrer Wirksamkeit überprüfte Behandlungskonzepte liegen gegenwärtig nicht vor. Daher können hier nur allgemeine Überlegungen, die sich aus den oben beschriebenen Problemlagen ableiten, sowie eigene Erfahrungen aus der psychologischen und psychotherapeutischen Behandlung von Menschen mit Marfan-Syndrom wiedergegeben werden.

In einem rehabilitativen Setting, in dem die psychologische Behandlung parallel zur körperlichen Therapie stattfand, wurden von den Rehabilitandinnen und Rehabilitanden in einer psychologischen Gruppentherapie sehr unterschiedliche Inhalte thematisiert. Diese beziehen sich auf das eigene Körpererleben, die Bedeutung der Erkrankung in der Interaktion mit anderen Menschen und mit der Umwelt insgesamt, die Gefühle, die mit der Krankheit einhergehe, sowie auf die Implikationen für das eigene Verhalten.

Von Rehabilitanden mit Marfan-Syndrom wird die geringere körperliche Leistungsfähigkeit konkret benannt. Gleiches gilt für die Frage, wie damit umzugehen ist, wenn die Betroffenen den Eindruck haben, sich gegenüber anderen Menschen für ihre begrenzte Belastbarkeit rechtfertigen zu müssen. Dies ist vor allem vor dem Hintergrund schwierig, dass die Erkrankung und die mit ihr verbundenen Einschränkungen für andere Menschen nicht offensichtlich sind. In eine ähnliche Richtung zielt die Frage, wie mit wohlwollender Unterstützung umzugehen ist. Wie kann Hilfe angenommen werden, wenn klar ist, dass eine Gegenleistung wegen der Krankheit nicht möglich sein wird? Und wie ist die Annahme von Unterstützung vereinbar mit dem pflichtbewussten Anspruch an sich selbst, gestellten Anforderungen möglichst umfassend und ohne fremde Hilfe gerecht zu werden?

Auf der emotionalen Seite stehen Angst, Unsicherheit und Traurigkeit bis hin zu depressivem Erleben im Vordergrund. Die Ängste beziehen sich nicht nur auf den zu erwartenden Verlauf der Erkrankung, die möglichen Komplikationen, weitere Einschränkungen und auf die u. U. verkürzte Lebenserwartung, sondern auch auf die eigenen erkrankten Kinder. Es ergeben sich Unsicherheiten sowohl bzgl. der Entscheidung für oder gegen eine Elternschaft, als auch im Umgang mit den vorhandenen Kindern. Von Unsicherheit ist u. U. auch der Kontakt mit den Ärzten und anderen Akteuren im Gesundheitswesen geprägt, die zuweilen selbst nicht gut über das seltene Krankheitsbild orientiert sind und daher selber Unsicherheit vermitteln. Unsicherheit bezüglich der eigenen Belastbarkeit ist ein weiteres Thema, das sich u. a. daraus ergibt, dass es auch von professioneller Seite hierzu wenig konkrete und gesicherte Empfehlungen gibt. Im Kontakt mit den Mitmenschen spielt Enttäuschung über mangelndes Verständnis aber auch Ärger über die Rücksichtslosigkeit anderer eine Rolle. Traurigkeit entwickelt sich oft aus dem Zusammenwirken unterschiedlicher Belastungsfaktoren.

Bezogen auf das Verhalten geht es wiederum vor allem um Themen, die die Interaktion mit anderen Menschen betreffen. Wie kann es gelingen, sich trotz der Erkrankung angemessen durchzusetzen, sich abzugrenzen gegen die Ansprüche und Forderungen anderer und Phasen der Entspannung und Erholung nicht zu vernachlässigen? Wie informiere ich als Betroffener andere auf angemessene Art und Weise über meine Erkrankung? Wem gegenüber will ich mich öffnen und wann will ich mich eher zurück halten?

Die genannten Fragen und Inhalte beziehen sich auf Interaktionen in unterschiedlichen Kontexten: In der Arbeitsumwelt mit Kollegen und Vorgesetzten, in der familiären Umwelt mit der Herkunfts- und der aktuellen Familie, aber auch im Freundes- und Bekanntenkreis können entsprechende Schwierigkeiten und Probleme auftreten. Überall gibt es Skepsis, Mitleid, Hänseleien und Ausgrenzung aber auch angemessene Rücksichtnahme, Angebote der Unterstützung und wohltuende Normalität. Die Frage, welches Interaktionsverhalten mit den jeweiligen Interaktionspartnern in den jeweiligen Situationen angemessen ist, kann immer wieder neu mit anderen Betroffenen und u. U. mit professioneller psychologischer Unterstützung verhandelt werden.

Über die in einer Gruppentherapie zu bearbeitenden Themen hinaus können weitere Inhalte in psychotherapeutischen Einzelgesprächen vertieft werden. Dies ist in der Regel dann notwendig, wenn klinisch relevante psychische Erkrankungen aufgetreten sind. Hier sind vor allem Anpassungsstörungen, Angststörungen und depressive Störungen zu nennen. Diese bedürfen einer evidenzbasierten psychotherapeutischen Behandlung, für die in einer medizinischen Rehabilitation der Weg bereitet werden kann. Ferner können persönliche Themen, wie z. B. Fragen, die die Sexualität oder die Partnerschaft betreffen und die in der Gruppentherapie nicht gut aufgehoben sind, in psychotherapeutischen Einzelgesprächen angemessen besprochen werden.

Ziel der Behandlung, unabhängig von der Frage, ob sie im Einzelgespräch oder in der Gruppe stattfindet, ist es, die Erkrankung zu akzeptieren und gleichzeitig eine möglichst selbstbestimmte und an den eigenen Werten orientierte Haltung zu fördern. Bei vielen Menschen mit Marfan-Syndrom scheint es durchaus einen Bedarf an psychologischer Unterstützung im Umgang mit der Erkrankung und bei der Bewältigung der im Zusammenhang mit der Erkrankung erfahrenen Belastungen zu geben.

Fibrillin-1 im Bindegewebe

Karina A. Zeyer, Dieter P. Reinhardt

13.1 Einführung – 64

13.2 Mikrofibrillen – 64

13.3 Fibrilline – 64

13.4 Funktionen des Fibrillin-1 – 65

Marfan Hilfe (Deutschland) e.V. (Hrsg.), *Das Marfan-Syndrom*,
DOI 10.1007/978-3-662-53259-1_13, © Springer-Verlag GmbH Deutschland 2017

13.1 Einführung

Bindegewebe bezeichnet verschiedene Gewebetypen im Körper, die auf unterstützende Aufgaben spezialisiert sind. Diese Gewebetypen enthalten relativ wenige Körperzellen sowie das biologische Material zwischen den Zellen, die so genannte extrazelluläre Matrix. Bindegewebe kommt überall im Körper in den verschiedensten Ausprägungen vor. Gewebe mit besonders viel Bindegewebe sind z. B. Knochen, Blutgefäße, Knorpel und Sehnen. Aber auch alle anderen Organe enthalten Bindegewebe mit unterschiedlichen Funktionen. Die molekularen Bestandteile des Bindegewebes sind im wesentlichen Polymere aus Aminosäuren (Proteine oder Eiweiße) und Zuckerketten. Eine charakteristische Eigenschaft vieler Proteine im Bindegewebe ist ihr Bestreben sich zu großen geordneten Aggregaten zusammenzulagern. Die meisten dieser Proteinaggregate enthalten mehrere Einzelkomponenten.

13.2 Mikrofibrillen

Ein typisches Beispiel solcher Proteinaggregate im Bindegewebe sind die sogenannten Mikrofibrillen, welche aus Proteinen der Fibrillin-Familie sowie aus weiteren Proteinen und Zuckerketten bestehen (◘ Abb. 13.1). Mikrofibrillen kommen in den meisten Bindegeweben vor, sind aber besonders zahlreich im kardiovaskulären Gewebe sowie in den Knochen und den Augen. Mikrofibrillen sind an der Oberfläche von elastischen Fasern zu finden, die Geweben wie den Blutgefäßen und der Lunge ihre Elastizität verleihen. Mikrofibrillen finden sich aber auch in Geweben, in denen keine elastischen Fasern vorkommen, wie z. B. den Zonulafasern des Auges, dem Knorpel und den Nieren.

13.3 Fibrilline

Fibrillin-1 ist seit etwa 30 Jahren bekannt und wurde zum ersten Mal 1986 von der Gruppe um Dr. Lynn Sakai am Shriners Hospital in Portland, Oregon (USA) beschrieben. Die anderen Mitglieder der Familie, Fibrillin-2 und -3, wurden in den Jahren 1991 und 2001 beschrieben. Die genetische Information, die zur Herstellung dieser Proteine benötigt wird, ist auf verschiedenen Chromosomen lokalisiert. Jedes Fibrillin besteht aus einer einzigen sehr langen Polypeptidkette, d. h. einer Aneinanderreihung von etwa 2900 Aminosäurebausteinen. Die

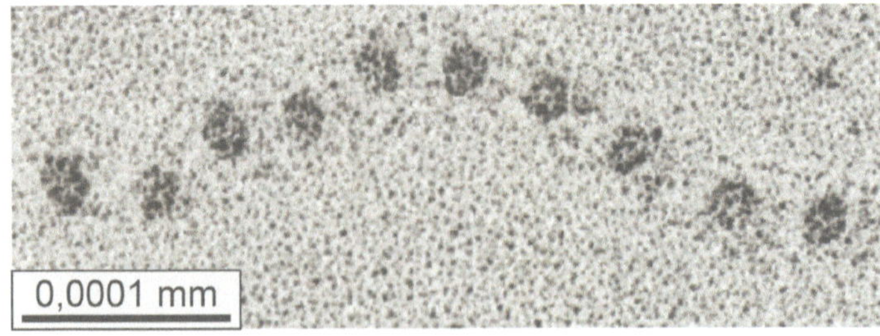

◘ **Abb. 13.1** Die dargestellte Mikrofibrille wurde von einer Hautzellkultur isoliert und mit Elektronenmikroskopie vergrößert. Sie besteht aus vielen Fibrillin-1 Molekülen und anderen Bestandteilen. Die Maßstableiste entspricht 0,0001 mm

Polypeptidkette der Fibrilline faltet sich bei der biologischen Synthese des Proteins in den Körperzellen in einzelne, sogenannte Domänen, welche jeweils aus etwa 30–70 Aminosäuren bestehen. Zum besseren Verständnis kann man die Domänen des Fibrillin-1 mit den elektrischen Lämpchen einer farbigen Lichterkette vergleichen. Jedes Lämpchen stellt eine eigenständige Funktionseinheit dar, aber die Lichterkette ist nur dann voll funktionsfähig und leuchtet, wenn alle Lämpchen intakt sind. So stellt auch jede Domäne im Fibrillin-1 eine eigene Funktionseinheit dar, die aber nur in ihrer Gesamtheit zu einem strukturell intakten und damit zu einem voll funktionsfähigen Protein beitragen. Eine dieser Domänen kommt besonders häufig in den Fibrillinen vor, die Calcium-bindende Domäne ähnlich dem EGF Wachstumsfaktor (cbEGF Domäne). Diese und andere Domänen bestimmen die verschiedenen molekularen Funktionen der Fibrilline.

Genetische Veränderungen (Mutationen) in Fibrillin-1 führen zu einer Reihe von Bindegewebsabnormalitäten wie dem Marfan-Syndrom und dem Weill-Marchesani-Syndrom. Mutationen in Fibrillin-2 führen zu einer, mit dem Marfan-Syndrom verwandten, genetischen Erkrankung, der kontrakturellen Arachnodaktylie (Beals-Hecht-Syndrom). Für Fibrillin-3 sind bislang noch keine genetischen Erkrankungen bekannt. Mutationen in Fibrillin-1, die zu Marfan-Syndrom führen, konzentrieren sich nicht wie bei manchen anderen genetischen Erkrankungen auf bestimmte Stellen, sondern sind in allen Domänen und damit über das gesamte Protein verteilt zu finden. Dadurch wird klar, dass prinzipiell alle durch das Fibrillin-1 vermittelten molekularen Funktionen betroffen sein können.

13.4 Funktionen des Fibrillin-1

Eine der wichtigsten Funktionen des Fibrillin-1 ist die Ausbildung der Mikrofibrillen (◨ Abb. 13.1). Dazu ist es wichtig, dass das Protein sich in der Zelle direkt nach der Synthese richtig faltet, d. h. die richtige Struktur annimmt. In der Zelle gibt es bestimmte Kontrollmechanismen, die falsch gefaltete Proteine erkennen und abbauen. Korrekt gefaltetes Fibrillin-1 wird aus der Zelle geschleust, wobei noch einige Modifikationen, wie z. B. die Anheftung von Zuckerketten, am Protein stattfinden. Im extrazellulären Raum angelangt, finden sich einzelne Fibrillin-1 Moleküle, die an ihren Enden die Fähigkeit haben mit anderen Fibrillin-1-Molekülen auf molekularer Ebene zu interagieren. Diese Interaktion wird auch Selbstassoziation genannt und ist wichtig für die Ausbildung der Mikrofibrillen. Allerdings reicht Fibrillin-1 alleine nicht aus, um Mikrofibrillen auszubilden. Helfermoleküle unterstützen die Aggregatbildung von Fibrillin-1 und ermöglichen sie erst. Solche Helfermoleküle sind z. B. an der Oberfläche von Zellen oder auch im Bindegewebe selbst lokalisiert.

Die biologische Funktion des Fibrillin-1 und der Mikrofibrillen ist durch die vom Marfan-Syndrom bekannten klinischen Symptome zu erkennen. Aortendilatationen belegen eine wichtige Rolle der Mikrofibrillen in Blutgefäßen. Übermäßiges Wachstum der Finger, Arme und Beine zeigen eine regulierende Funktion der Mikrofibrillen im Längenwachstum der Röhrenknochen auf, und das »Linsenschlottern« (Linsenektopie) verdeutlicht eine wichtige Rolle der Mikrofibrillen bei der Aufhängung der Linse durch die Zonulafasern im Auge.

Eine bedeutende funktionelle Eigenschaft aller Fibrilline ist ihre Fähigkeit, Calcium zu binden. Es ist belegt, dass jede cbEGF Domäne in Fibrillin-1 ein Calcium-Ion binden kann. Fibrillin-1 Moleküle können sich nur dann korrekt falten und effektiv zu Aggregaten zusammenlagern, wenn sie mit Calcium gesättigt sind. Auch die Interaktion von Fibrillin-1 mit anderen Proteinen findet häufig nur dann statt, wenn Calcium an Fibrillin-1 gebunden ist. Eine ganz besonders wichtige Funktion des an Fibrillin-1 gebundenen Calciums besteht aber darin, das Protein vor dem enzymatischen Abbau durch Proteasen (molekulare Scheren) zu schützen.

Untersuchungen haben gezeigt, dass Fibrillin-1 an molekularen Signalübertragungswegen beteiligt ist, die in bestimmten Entwicklungsphasen eine wichtige Rolle spielen. In Laborexperimenten an Mäusen wurde klar belegt, dass Fibrillin-1 bei der Signalübertragung der Wachstumsfaktoren TGF-β und BMP eine wichtige Rolle zukommt. Medikamente, die diese Signalübertragung beeinflussen können, wie z. B. Losartan und andere verwandte Produkte, werden deshalb derzeit in verschiedenen Studien auf ihre Wirksamkeit im Marfan-Syndrom getestet. Noch deutlicher wird die regulatorische Funktion in der Ausprägung verschiedener genetischer Erkrankungen, die durch Mutationen in Fibrillin-1 verursacht werden. So führen Mutationen in Fibrillin-1 beim Marfan-Syndrom typischerweise zu übermäßigem Längenwachstum, während andere Mutationen in Fibrillin-1 beim Weill-Marchesani-Syndrom zu Kurzwüchsigkeit führen. Die exakte funktionelle Bedeutung des Fibrillin-1 und der Mikrofibrillen in diesen Erkrankungen muss jedoch noch geklärt werden.

Unabhängig aber davon, welche molekularen Auswirkungen individuelle Mutationen auf das Fibrillin-1 Protein haben, kommt es letztendlich immer zu einer Reduktion der voll funktionsfähigen Mikrofibrillen in den verschiedenen Geweben wie den Blutgefäßen, Knochen und Augen. Entweder sind weniger Mikrofibrillen insgesamt vorhanden, was z. B. bei vermindertem Export des mutierten Proteins aus der Zelle zu erwarten wäre, oder die vorhandenen Mikrofibrillen sind geschwächt, was durch Proteasen hervorgerufen werden könnte, die Fibrillin-1 an verschiedenen Stellen innerhalb der Polypeptidkette spalten. Diese Reduktion der Menge funktioneller Mikrofibrillen ist die Basis für die Entwicklung der pathologischen Symptome, die zum Marfan-Syndrom führen.

Das Herz bei Marfan

Nele Gessler, Klaus Kallenbach, Yskert von Kodolitsch

14.1   Herzklappenerkrankungen   – 68
14.1.1 Operative Behandlung der Mitralklappeninsuffizienz   – 70

14.2   Herzrhythmusstörungen und Herzschwäche   – 70
14.2.1 Medikamentöse Therapie   – 71

14.3   Schlafbezogene Atmungsstörungen   – 71
14.3.1 Obstruktive Schlafapnoe   – 72
14.3.2 Zentrale Schlafapnoe   – 72

14.4   Empfehlungen im Überblick   – 73

14.5   Was ist ein Notfall,
        und wie reagiert man richtig?   – 74

Marfan Hilfe (Deutschland) e.V. (Hrsg.), *Das Marfan-Syndrom*,
DOI 10.1007/978-3-662-53259-1_14, © Springer-Verlag GmbH Deutschland 2017

Das Marfan-Syndrom ist eine Erkrankung des Bindegewebes, die sich an unterschiedlichen Organen zeigt. Besonders bedrohlich sind die Manifestationen an Herz- und Gefäßsystem, wobei sich durch regelmäßige Kontrollen und rechtzeitige Therapie die Lebenserwartung in den letzten Jahren deutlich verbessert hat. Während in den 1970er Jahren Betroffene aufgrund einer akuten Erkrankung der Hauptschlagader oder des Herzens bereits im Alter von 32 Jahren verstarben, besteht heutzutage eine nahezu normale Lebenserwartung.

Dies ist in erster Linie auf die Bildung von sogenannten »Kompetenzzentren« zurückzuführen. So arbeiten in spezialisierten »Marfan-Sprechstunden« Ärzte aus unterschiedlichen Fachdisziplinen zusammen. Hierbei gibt es Kerndisziplinen wie Kardiologie, Herz- und Gefäßchirurgie, Orthopädie, Augenheilkunde und Genetik sowie weitere beteiligte Disziplinen wie Radiologie, Pneumologie, Neurologie, Geburtshilfe, Pathologie und Psychologie. Jede Abteilung für sich hat einen Ansprechpartner, der sich auf das Marfan-Syndrom spezialisiert hat, was bei dieser seltenen Erkrankung ganz besonders wichtig ist.

Da bei Marfan-Syndrom und verwandten Bindegewebserkrankungen viele Details noch nicht erforscht sind und sich die Therapie durch die unterschiedlichen Formen der Forschung stets verbessert, sollten alle Beteiligten ein großes Interesse an weiteren Studien zum Thema Marfan-Syndrom entwickeln. Ebenso sollte die Behandlung der Menschen mit Marfan-Syndrom auf dem aktuellen Stand der Wissenschaft sein.

Die Behandlungsstrategien werden an die äußeren Gegebenheiten, wie z. B. Kinderwunsch oder Berufsleben, angepasst und mit dem Patienten gemeinsam besprochen. Optimaler Weise arbeiten Arzt und Patient hierbei als Team zusammen mit dem gemeinsamen Ziel einer möglichst langen Lebenserwartung bei möglichst hoher Lebensqualität.

Damit das gelingen kann, benötigt der Patient viele Informationen über die Erkrankung, die ihm helfen, sich mit den Gefahren auseinanderzusetzen und die verschiedenen Behandlungsmöglichkeiten kennenzulernen. Nur so kann eine Mitarbeit des Einzelnen bei den Entscheidungen über die verschiedenen Therapien ermöglicht werden. Des Weiteren möchte dieser Ratgeber Verhaltensweisen für Alltag und Notfall darlegen, um optimal vor den Komplikationen des Herz-Kreislauf-Systems zu schützen.

Jeder Mensch mit Marfan-Syndrom ist insbesondere durch eine Aussackung (Dilatation oder Aneurysma) der Hauptschlagader (Aorta) gefährdet, die zum Einreißen der Aortenwand (Dissektion) oder zum Platzen der Aorta (Ruptur) führen kann. Aber auch am Herzen selbst kann sich die Bindegewebserkrankung zeigen. Marfan-Patienten können folgende ernste Probleme am Herzen entwickeln:

- Erkrankungen der Herzklappen
- Störungen des Herzrhythmus
- Störungen der Funktion des Herzmuskels.

14.1   Herzklappenerkrankungen

Durch die Bindegewebsveränderungen beim Marfan-Syndrom kommt es zu Verdickungen der Herzklappen. Durch die Gewebeveränderungen der Herzklappen haben besonders die Aortenklappe und die Mitralklappe ein erhöhtes Risiko insbesondere für eine Schlussundichtigkeit (Insuffizienz) und eine Herzklappenentzündung (Endokarditis). Grundsätzlich können alle vier Herzklappen von der Entwicklung einer Undichtigkeit oder einer Endokarditis betroffen sein, meistens sind jedoch die Klappen des linken Herzens, die Mitral- und Aortenklappe betroffen (◘ Abb. 14.1).

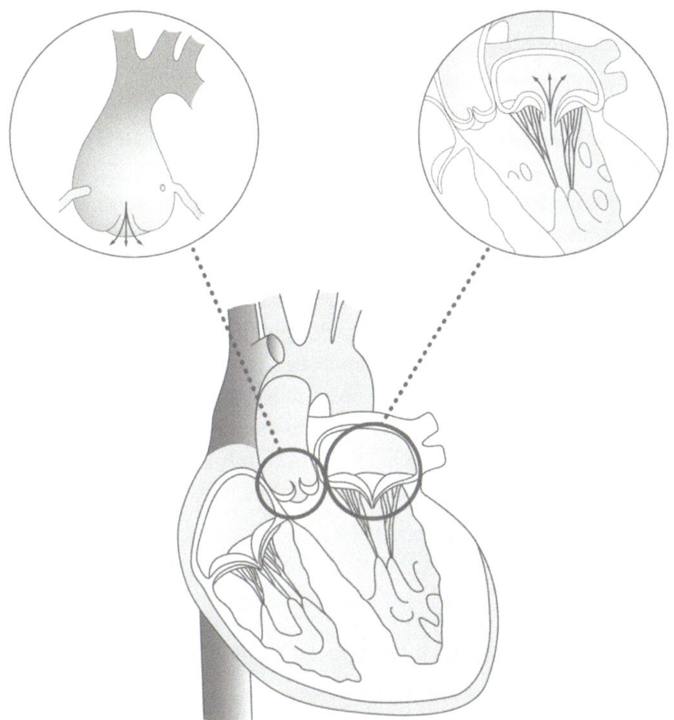

Abb. 14.1 Die Grafik zeigt ein normales Herz. Eingekreist sind die beiden Herzklappen, die bei Marfan am häufigsten Probleme bereiten können. Im Kreis links oben: Die Aortenklappe, die hier eine typische Schlussundichtigkeit zeigt, die bei Marfan meistens durch die Aussackung der Aorta bedingt ist. Die Aorta wird so weit, dass die Taschen der Aortenklappe sich nicht mehr vollständig berühren können, und auf diese Weise eine zentrale Undichtigkeit entsteht. Im Kreis rechts oben: Bei Marfan kann die Mitralklappe verdickt sein, und ihre Segel und Halteapparat (chordae) sind länger, als normal. Dadurch beulen die Klappensegel aus und können nicht mehr richtig schließen. Die Herzklappe wird undicht und es kommt zum Zurückfließen von Blut aus der linken Herzkammer zurück in den linken Vorhof

Bei zwei Drittel der Betroffenen sieht man außerdem an der Herzklappe zwischen linkem Vorhof und linker Kammer, der Mitralklappe, eine typische Vorwölbung, die Mitralklappenprolaps genannt wird. Dieses kann sich auch an der Herzklappe zwischen rechtem Vorhof und rechter Herzkammer, der Trikuspidalklappe, zeigen. Bei diesen Veränderungen oder bei Klappenundichtigkeiten (Klappeninsuffizienzen) erhöht sich das Risiko für eine Endokarditis. Da durch Infektionen, Verletzungen oder ärztliche Eingriffe (vor allem bei Zahnbehandlungen) Keime in die Blutbahn gelangen können, sollte hier zur Vorbeugung eine Antibiotikaeinnahme erfolgen. Des Weiteren sollte jeder Patient einen entsprechenden Ausweis mit sich führen.

Neben dem Risiko der Herzklappenentzündung kommt es bei etwa einem Drittel aller Marfan-Patienten zu einer Undichtigkeit der Mitralklappe (Mitralklappeninsuffizienz). Insbesondere bei Kindern stellt die Mitralklappeninsuffizienz eines der häufigsten Probleme dar. Im Falle einer Aufweitung der Aortenwurzel kann es ebenfalls zu einer Aortenklappeninsuffizienz kommen. Schließt eine Herzklappe nicht mehr richtig, dann kommt es zum Rückstau des Blutes, was je nach Ausprägungsgrad unterschiedlich starke Beschwerden wie z. B. Luftnot machen kann.

Mittels Herzultraschall lassen sich die Herzklappen einfach und ohne Risiken untersuchen, sodass man hier eine gute Möglichkeit zur regelmäßigen Kontrolle hat.

14.1.1 Operative Behandlung der Mitralklappeninsuffizienz

Die übliche Behandlung bei Vorliegen eines prolabierenden hinteren Mitralklappensegels ist die Rekonstruktion der Mitralklappe. Auch beim Marfan-Syndrom werden mit dieser Methode hervorragende Ergebnisse erzielt. Schon in den 70er Jahren entwickelt, führt diese Methode, die insbesondere für den Mitralklappensegelprolaps besonders gut geeignet ist, zu funktionell hervorragenden Ergebnissen mit guten Langzeitergebnissen. Dabei wird das mittlere Segment aus dem prolabierenden hinteren Mitralklappensegel ausgeschnitten und die Ränder miteinander vernäht. Heute finden zunehmend Rekonstruktionsmethoden Anwendung, bei denen mit Hilfe künstlicher Sehnenfäden die undichten Klappenanteile fixiert werden, ohne dass die Segel verkleinert werden. Immer wird der Klappenring durch einen Kunststoffring gerafft und so stabilisiert. Intraoperativ kann durch die Echokardiografie das Rekonstruktionsergebnis beurteilt werden. Diese Operation kann gleichzeitig, wenn sie denn indiziert ist, mit dem Ersatz der erweiterten Aorta ascendenz erfolgen. Besteht eine alleinige Indikation zur Mitralklappenrekonstruktion, erfolgt dieser Eingriff heute zumeist über einen minimalinvasiven Zugang; dabei kann auf die Eröffnung des Brustbeines verzichtet werden, der Zugang zum Herzen erfolgt über einen kleinen Hautschnitt unterhalb der rechten Brust, was insbesondere für Frauen kosmetisch vorteilhaft ist.

Der Ersatz der Mitralklappe ist die zweite Wahl, da mit Rücksicht auf das Alter des Patienten meist eine mechanische Klappe gewählt werden muss, verbunden mit den beschriebenen Problemen der lebenslangen Behandlung mit gerinnungshemmenden Medikamenten. Außerdem ist die Pumpfunktion nach Mitralklappenersatz schlechter als nach Rekonstruktion.

Patienten, denen eine Kunstklappe eingesetzt wurde, müssen lebenslang ihre Blutgerinnung hemmen. Bislang ist dieses nur durch Vitamin-K-Antagonisten (Warfarine) wie das Marcumar® erreicht. Hierzu sind regelmäßige Blutentnahmen mit Kontrolle des sog. INR-Wertes mit Anpassung der Medikamentendosis erforderlich, die Gefahr von Blutungen ist prinzipiell erhöht und es dauert mehrere Tage, bis sich nach Absetzen des Medikamentes die Blutgerinnung normalisiert. Die Überwachung der Gerinnung kann durch den Patienten zu Hause selbst durchgeführt werden (Coagu-Check®). Es ist denkbar, dass in einigen Jahren Warfarine durch direkte Thrombin-Hemmer, wie das Ximelagatran (Exanta®) ersetzt werden. Ximelagatran wird in Tablettenform in einer fixen Dosis von zweimal täglich 24 mg oder 36 mg verabreicht. Im Gegensatz zum Marcumar® ist keine regelmäßige Gerinnungsüberwachung erforderlich und Blutungskomplikationen sollen seltener auftreten. Bislang fehlen große Studien, die bei Patienten mit Kunstklappen Sicherheit und Wirksamkeit dieses Medikamentes überprüfen, und deshalb ist ihre Anwendung in dieser Patientengruppe noch nicht zugelassen.

14.2   Herzrhythmusstörungen und Herzschwäche

In den letzten Jahren wurde zunehmend oft von plötzlichen Todesfällen durch Herzrhythmusstörungen bei Marfan-Patienten berichtet, wobei die genaue Ursache hierfür noch weitestgehend unbekannt ist. Wahrscheinlich sind Veränderungen am Herzmuskel, die vermutlich spezifisch auf die Bindegewebsveränderungen zurückzuführen sind, der Grund dafür. Hierbei sind insbesondere Rhythmusstörungen aus der Herzkammer gefürchtet, da diese lebensbedrohlich sein können. Das Risiko für den dadurch bedingten plötzlichen Herztod liegt bei etwa 4 %. Es gibt jedoch Warnsignale, die ein rechtzeitiges Eingreifen ermöglichen. Diese sind neben erhöhten Blutwerten (erhöhte NT-pro-BNP-Werte) vor allem das vermehrte Auftreten von Extraschlägen aus der Herzkammer (ventrikuläre Extrasystolen) im Langzeit-EKG. Als Patient sollte man beim Auftreten von plötzlichem Schwindel (aus heiterem Himmel, z. B. beim Spazierengehen, nicht nach dem Aufstehen) oder Ohnmacht den Arzt aufsuchen.

Zur Behandlung solcher Rhythmusstörungen sind Medikamente wie z. B. Betablocker erforderlich. In manchen Fällen kann eine Katheterablation sinnvoll sein. Wird das Risiko für den plötzlichen Herztod trotz optimaler medikamentöser Therapie als hoch eingestuft, dann sollte eine Implantation eines Defibrillators (ICD) erfolgen, der im Falle einer Kammerrhythmusstörung diese beenden kann und so das Leben rettet.

Neben den Herzrhythmusstörungen können die Marfan-spezifischen Veränderungen am Herzmuskel eine Erweiterung (Dilatation) der Herzkammern bewirken und auch zu einer Herzschwäche (Herzinsuffizienz) führen. Bei einer Herzinsuffizienz kommt es zu einer Schwäche des Herzmuskels. Je nach Schweregrad kann das Blut nicht mehr in ausreichender Menge durch den Körper gepumpt werden, sodass Medikamente erforderlich sind, um das Herz zu entlasten. Merkmale einer Herzinsuffizienz können z. B. ein Leistungsknick, Luftnot, Umfangzunahme der Knöchel und Unterschenkel durch Wasseransammlungen (Ödeme) oder vermehrtes nächtliches Wasserlassen sein.

14.2.1 Medikamentöse Therapie

Als Standardtherapie für fast alle Marfan-Patienten gilt die Betablocker-Therapie.

Betablocker senken den Blutdruck, entlasten somit die Aorta und vermindern somit das Risiko für die Entwicklung von Aortenkomplikationen. Außerdem verlangsamen sie die Herzfrequenz und wirken so Rhythmusstörungen entgegen (antiarrhythmische Wirkung).

In den letzten Jahren wurde festgestellt, dass der Faktor TGF-β eine Rolle in der Entwicklung der Aortendilatation spielt. Es bestand große Hoffnung, dass Medikamente, die TGF-β hemmen, die Aortenerweiterung aufhalten können. Hier wurde insbesondere der Wirkstoff Losartan untersucht, der gute Ergebnisse in vielen Studien zeigte. Im Vergleich zu Betablockern war Losartan jedoch nicht überlegen.

Zusammenfassend ist zu sagen, dass Betablocker weiterhin Gold-Standard in der medikamentösen Therapie bei angeborenen Aortenerkrankungen sind. Losartan stellt eine gute Alternative dar, insbesondere wenn Betablocker nicht vertragen werden, und kann auch zusätzlich zur Betablockermedikation verabreicht werden.

Bereits bei Diagnosestellung sollte mit der Medikation begonnen werden. Außerdem sollte bei bereits bestehender Dilatation oder Dissektion eine optimale Blutdruckeinstellung auf 120/80 mmHg oder weniger erfolgen.

14.3　Schlafbezogene Atmungsstörungen

Bei ca. 30 % der Menschen mit Marfan-Syndrom kommt es zu Atempausen im Schlaf. Bei Menschen ohne Marfan-Syndrom dagegen liegt dieser Prozentsatz deutlich niedriger. Hierbei gibt es zwei unterschiedliche Formen der sogenannten Schlafapnoe: die zentrale und die obstruktive Schlafapnoe. Beide Formen treten beim Marfan-Syndrom auf. Dabei handelt es sich um völlig unterschiedliche Krankheitsbilder.

14.3.1 Obstruktive Schlafapnoe

Die häufigste Form ist die obstruktive Schlafapnoe, die klassischerweise bei übergewichtigen älteren Männern auftritt. Sie kann aber auch dann vermehrt auftreten, wenn der Unterkiefer etwas rückverlagert oder das Bindegewebe der oberen Atemwege elastischer ist. Die letzten beiden Punkte werden als Ursachen des vermehrten Auftretens bei Menschen mit Marfan-Syndrom vermutet.

Bei allen Menschen ist es so, dass die Luftröhre von Knorpelspangen offen gehalten wird und die oberen Atemwege durch Muskelspannung. Beim Schlaf sinkt die Muskelspannung ab und im Rachen werden die Atemwege so ganz natürlich etwas enger. Kommen nun bestimmte Risikofaktoren wie z. B. Übergewicht, sehr elastisches Bindegewebe oder Unterkieferrückverlagerung hinzu, kann es zu einer sehr starken Einengung der oberen Atemwege kommen, sodass nur noch zu wenig oder gar keine Luft mehr hindurchfließen kann. Dann kommt es zur Atempause, zu einer obstruktiven Schlafapnoe.

Je länger die Pause anhält, desto stärker werden die Atembewegungen von Bauch und Brustkorb. Schließlich erwacht der Betroffene kurz und atmet wieder tief durch. Häufig hört man dies durch ein lautes Schnarchen. Nach sehr kurzer Zeit schläft er wieder ein, und das Spiel beginnt von vorn. Das Erwachen wird meist nicht erinnert, allerdings führt es bei häufigen Atempausen dazu, dass Tiefschlafphasen zu wenig erreicht werden und dies führt dann langfristig zu einer deutlichen Tagesmüdigkeit und zu Konzentrationsproblemen. Des Weiteren kann es zu Impotenz und Bluthochdruck sowie weiteren Herzkreislauferkrankungen führen.

Besonders wichtig ist hierbei, dass auch das Risiko für Aortenerweiterungen (Aortendilatation oder Aortenaneurysma) und auch für einen Einriss der Hauptschlagader (Aortendissektion) steigt, wenn es Nacht für Nacht zu diesen Atempausen kommt (Abb. 14.2).

Aus diesem Grunde sollte beim Marfan-Syndrom grundsätzlich eine Schlafuntersuchung erfolgen. Meist reicht hierbei ein kleines »Schlafscreening« zu Hause, wobei ein kleines Gerät ähnlich wie ein Langzeit-EKG, mit nach Hause genommen wird. Nur wenn sich hier Atempausen zeigen, wird eine zweite Untersuchung im Schlaflabor empfohlen.

Die Behandlung der obstruktiven Schlafapnoe erfolgt klassischerweise durch eine Schlafmaske, die sogenannte CPAP-Therapie. Bei einigen Patienten kann jedoch z. B. auch ein »Rückenlagevermeidungstraining« oder eine »Schnarch-Schiene« (Unterkieferprotusions-Schiene) helfen. Nur selten werden Operationen im HNO-Bereich angeraten. Bei Übergewichtigen ist die Gewichtsreduktion die beste Therapie. Des Weiteren wird empfohlen auf Alkohol, Schlafmittel und Nikotin zu verzichten.

14.3.2 Zentrale Schlafapnoe

Diese Form tritt meist als Folge einer Herzschwäche oder anderer Erkrankungen auf. Hierbei sind die Atemwege frei, allerdings wird im Atemzentrum des Gehirns das Signal »atmen« verspätet abgegeben.

Die Feinregulation des zentralen Atemzentrums im Gehirn ist sehr komplex und wird insbesondere von den Blutgasen beeinflusst. Bei einer Herzschwäche kann das Herz nicht so

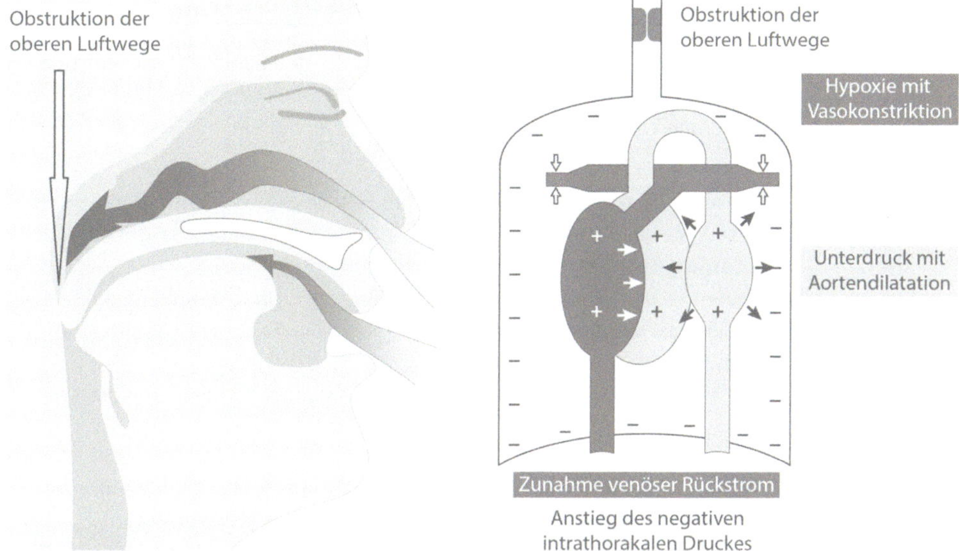

Abb. 14.2 Bei der obstruktiven Schlafapnoe versucht der Schlafende verzweifelt Luft zu holen, während seine oberen Atemwege verlegt sind. Durch Bauchatmung versucht der Schlafende Luft anzusaugen, wodurch er bei Verlegung der Atemwege aber nur einen Unterdruck im Brustraum erzeugt. Dieser Unterdruck »zieht« an der Schlagader, dehnt sie also auf und fördert damit die Entwicklung des Aneurysmas. Zudem kommt es bei Schlaf-Apnoe zu chronisch erhöhtem Blutdruck, der ebenfalls die Entwicklung des Aneurysmas fördert

kräftig pumpen und dadurch fließt das Blut langsamer durch den Körper. So kommen die Blutgase als Signalgeber zum Atmen oft verspätet im Atemzentrum an, weshalb das Signal »atmen« ebenfalls verspätet abgegeben wird. Wahrscheinlich kommt es auf diese Weise zu einer Atempause. Durch das unfreiwillige »Luftanhalten« sinkt dann der Sauerstoffanteil im Blut, welches durch anschließendes vermehrtes tiefes Atmen wieder ausgeglichen wird.

Die zentrale Schlafapnoe wird dadurch gebessert, indem man die Grundkrankheit behandelt und z. B. das Herz durch Medikamente stärkt, sodass es wieder kräftiger schlagen kann. Sollte dies keine wesentliche Besserung bringen, kann im Rahmen einer Untersuchung im Schlaflabor entweder eine Schlafmaske zur Beatmung verschrieben, oder über neue Therapieverfahren wie z. B. einen Zwerchfellschrittmacher nachgedacht werden.

14.4   Empfehlungen im Überblick

- Regelmäßige Kontrollen (einmal pro Jahr, im Einzelfall alle sechs Monate oder häufiger): Herzultraschall, MRT der Aorta, Blutuntersuchungen, Langzeit-EKG-Untersuchungen
- Schlafapnoe-Screening und bei Auffälligkeiten Vorstellung im Schlaflabor
- Endokarditisprophylaxe bei Verletzungen, Infektionen, ärztlichen Eingriffen (Zahnarzt), Ausweis bei sich tragen
- Einnahme von Medikamenten, die vor der Aufweitung der Aorta und vor Herzrhythmusstörungen schützen
- Eventuell Einnahme von Medikamenten, die das Herz entlasten

14.5   Was ist ein Notfall, und wie reagiert man richtig?

Es sind bereits verschiedene Dinge angesprochen worden, die potenziell lebensgefährlich sein können. Aber woran merke ich als Betroffener, wann ich einen Notarzt rufen sollte? Die folgende Übersicht soll hier einen Überblick geben.

Bei folgenden Beschwerden sollten Sie sofort den Rettungsdienst benachrichtigen, da diese Hinweise auf ein akutes Problem mit der Hauptschlagader, für gefährliche Herzrhythmusstörungen oder einer Endokarditis sein könnten:

- Blitzartig auftretende, heftige Brust- oder Rückenschmerzen. Oft reißender Charakter aber auch Wandern der Schmerzen (meist von der oberen in die untere Körperhälfte) oder ein zweites Schmerzereignis
- Durchblutungsstörungen der Arme oder Beine, oftmals sehr schmerzhaft, mit blasser Extremität
- Ohnmacht, plötzlich auftretende Bewusstlosigkeit
- Wiederkehrender plötzlicher Schwindel, »aus heiterem Himmel« in unterschiedlichen Situationen (nicht nach dem Aufstehen aus dem Liegen)
- Lähmungen, auch wenn sie nur kurzzeitig auftreten
- Blutbeimengungen in Stuhl, Urin oder Sputum (Auswurf)

Anzeichen einer Endokarditis können sein:

- Fieber, Schüttelfrost, Kopf- und /oder Gelenkschmerzen
- Schneller Herzschlag
- Appetitlosigkeit, Gewichtsverlust, Schwächegefühl, Nachtschweiß
- Hautveränderungen wie punktförmige Einblutungen (Petechien)
- Osler-Knötchen: An Handflächen, Fingerkuppen oder Fußsohlen linsen- bis stecknadelkopfgroße, schmerzhafte rote Knötchen
- Janeway-Läsionen: bis 5 mm große, rötlich braune Flecken an Handinnenflächen und Fußsohlen
- Blutungen an den Augen oder Blut im Urin

Die Beschwerden einer Endokarditis können auch eher gering ausgeprägt sein und schleichend verlaufen. Wichtig ist, dass an die Möglichkeit einer Endokarditis immer gedacht wird und weitere Untersuchungen inklusive Blutuntersuchungen und ein Herzultraschall veranlasst werden.

Die Aorta bei Marfan

Klaus Kallenbach, Yskert von Kodolitsch

15.1　　Anatomie　– 76

15.2　　Krankheitsbilder　– 76
15.2.1　Aortenaneurysma　– 76
15.2.2　Aortendissektion　– 77
15.2.3　Vorgehen bei Notfällen　– 78

15.3　　Chirurgische Therapien　– 79
15.3.1　Aorta　– 79
15.3.2　Aortenwurzel　– 80
15.3.3　Bentall-Operation　– 80
15.3.4　Aortenklappenerhaltende Operation　– 81
15.3.5　Postoperatives Vorgehen　– 84

Marfan Hilfe (Deutschland) e.V. (Hrsg.), *Das Marfan-Syndrom*,
DOI 10.1007/978-3-662-53259-1_15, © Springer-Verlag GmbH Deutschland 2017

15.1   Anatomie

Die Aorta (Hauptschlagader) unterteilt sich in die Aortenwurzel, in die Aorta ascendens (aufsteigend), den Aortenbogen, die descendierende (absteigende) Aorta mit dem thorakalen und dem abdominellen Anteil. Die Aortenwurzel beginnt zum Herzmuskel hin mit dem Klappenring (Anulus), in welchem die Aortenklappe befestigt ist. Die Aortenklappe selbst besteht aus 3 Klappensegeln (Taschenklappen), welche in Form eines Mercedes-Sternes schließen und an den Verbindungsstellen (Kommissuren) mit der Aortenwand verschmolzen sind. Zwischen den Kommissuren liegen Ausbuchtungen, auch Sinus-Valsalva genannt, in welchen sich in der Diastole der Herzpumpfunktion das Blut sammelt und in die Koronararterien gepresst wird. Als sinotubulären Übergang bezeichnet man den Übergang der Aortenwurzel in die ascendierende Aorta, die sich anschließt und nahtlos in den Aortenbogen übergeht. Der Aortenbogen verbindet die ascendierende mit der descendierenden Aorta, vom Aortenbogen gehen die 3 supraaortalen Äste ab, welche beide Arme und den Kopf mit Blut versorgen. Die descendierende Aorta beginnt unmittelbar am Abgang der linken Arteria subclavia, des letzten Abganges der supraaortalen Äste aus dem Aortenbogen. Sie gibt auf dem Weg bis zum Zwerchfell doppelt angelegte Rippenarterien ab, welche für die Durchblutung des Rückenmarks wichtig sind. Nach Durchtritt durch das Zwerchfell wird die Hauptschlagader als Aorta abdominalis bezeichnet, nach Abgabe der Gefäße, welche die Organe des Bauchraumes mit Blut versorgen, teilt sie sich an der Bifurkation, um in die beiden Beine abzusteigen.

Die genaue Kenntnis der Anatomie ist unabdingbar für die Entscheidung, welchen operativen Zugang der Chirurg zu den Abschnitten der Aorta sucht. Auch der Patient sollte über die funktionellen und kosmetischen Eigenschaften der verschiedenen operativen Zugänge informiert sein. Während das Herz, die Aortenwurzel, die ascendierende Aorta und der Aortenbogen in der Regel über eine mediane Sternotomie (Eröffnung des Brustbeines von vorne) dargestellt werden, erfolgt der Zugang zu der absteigenden Hauptschlagader bis zum Zwerchfell und darüber hinaus über eine laterale Thorakotomie, d. h. durch Eröffnung des Brustkorbes zwischen den Rippen auf der linken Körperhälfte hindurch. Dieser Schnitt kann bei Bedarf in die Bauchhöhle erweitert werden. Aneurysmen der abdominellen Aorta werden mit einem Zugang durch die Bauchdecke von vorn (mediane Laparatomie) erreicht.

15.2   Krankheitsbilder

15.2.1 Aortenaneurysma

Durch die Fibrillinvernetzungsstörung kommt es beim Marfan-Syndrom typischerweise zur Aufweitung der Aortenwurzel, auch Aortenwurzelektasie oder Wurzel-Aneurysma genannt (◘ Abb. 15.1). Dies geschieht typischer Weise in der 2. und 3. Lebensdekade, und zwar deshalb in der Aortenwurzel, weil hier die Druckbelastung der Aorta am höchsten ist. Das Aneurysma verursacht üblicherweise keine Symptome. Durch die Aufweitung der Aortenwurzel und das Auseinanderweichen der Kommissuren kann die Aortenklappe nicht mehr richtig schließen, obwohl die Segel der Klappe selber morphologisch intakt sind. Es kommt zur Undichtigkeit der Aortenklappe, zur sog. Aortenklappeninsuffizienz. Diese führt durch das Pendelvolumen zur Überladung des Herzens mit Blut, was jedoch lange ohne klinische Symptome wie Atemnot und Belastungseinschränkung toleriert werden kann. Nicht so typisch für das Marfan-Syndrom, aber dennoch möglich und beobachtet, ist die Bildung von Aneurysmen im Verlauf der weite-

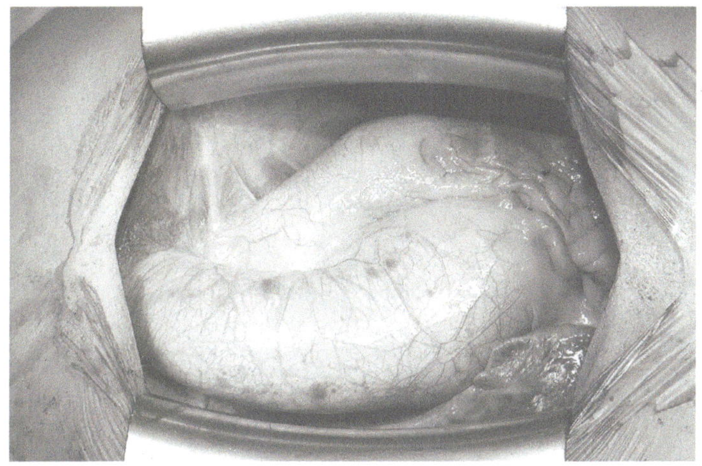

Abb. 15.1 Typischer intraoperativer Befund eines Aortenwurzelaneurysmas bei Marfan-Syndrom

ren Aorta. Dabei können alle Abschnitte der Hauptschlagader inklusive der abdominellen Aorta betroffen sein. Die Diagnose eines Aortenaneurysmas kann mit Hilfe von Echokardiographie, Magnetresonanztomographie oder Computertomographie gestellt werden.

15.2.2 Aortendissektion

Als Aortendissektion bezeichnet man das Zerreißen der Aortenwände in Längsrichtung, d. h. durch die innere Schicht der Hauptschlagader wühlt sich Blut zwischen die Schichten und bildet damit ein so genanntes falsches Lumen. Durch die Eröffnungsstelle der inneren Aortenwand, auch Entry genannt, fließt das Blut unter gleichem Druck in das falsche Lumen, welches nur noch von der dünneren äußeren Gefäßwand bedeckt wird. Die Zerreißung kann bis in die Gefäßabgänge der Aorta hinein reichen und diese damit, wie auch die Aorta, teilweise oder sogar komplett verlegen. Nach der Lokalisation der Eintrittsstelle unterscheidet man nach der Stanford-Klassifikation zwischen der Typ-A-Dissektion, bei welcher das Entry in der aufsteigenden Aorta oder im Aortenbogen, und der Typ-B-Dissektion, wo das Entry im absteigenden Teil der Aorta jenseits der linken A. subclavia, dem letzten Abgang aus dem Aortenbogen, liegt (**Abb. 15.2**). Diese Unterscheidung ist hinsichtlich der Dringlichkeit der chirurgischen Therapie und auch des Zuganges durch den Chirurgen von hoher Wichtigkeit. Während ein Aortenaneurysma oft ohne Symptome bleibt, ist eine akute Dissektion der Aorta in der Regel mit einem heftigen Zerreißungsschmerz verbunden, welcher von den Patienten je nach Lokalisation im Brustbein oder aber zwischen den Schulterblättern wahrgenommen wird. Dieser Schmerz kann ausstrahlen in Hals, Arm und/oder Bauch, und ist daher leicht zu verwechseln mit den typischen Beschwerden bei einem Herzinfarkt. Bei Verdacht auf das Vorliegen einer Aortendissektion, welche sich durch die Symptome des Patienten ergibt, ist die umgehende Durchführung einer (Schluck-) Echokardiographie, einer Computertomographie oder Magnetresonanztomographie indiziert.

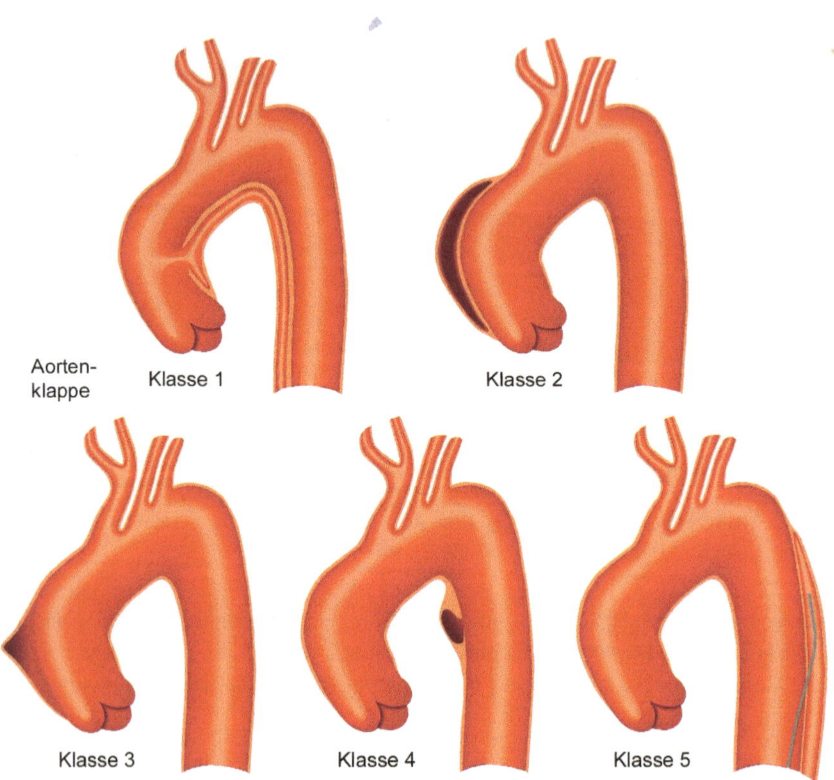

■ Abb. 15.2 Aortendissektion: Die Einteilung der Europäischen Gesellschaft für Kardiologie unterscheidet die klassische Aortendissektion (Klasse 1), das intramurale Hämatom (Klasse 2), die lokalisierte, umschriebene Dissektion (Klasse 3), die Plaqueruptur mit Dissektion und/oder Aortenruptur (Klasse 4) und die traumatische oder iatrogene Dissektion (Klasse 5). Die Einteilung nach Stanford unterscheidet eine Typ A (mit Beteiligung der Aorta ascendens) von einem Typ B (ohne Beteiligung der Aorta ascendens). Zwischen der Aortenwurzel mit der Aorta ascendens (A) und der Aorta descendens (B) liegt der Aortenbogen, aus dem die Arterien zur Versorgung der Arme und des Kopfes hervorgehen

15.2.3 Vorgehen bei Notfällen

Akute Veränderungen der Aorta sind neben der Ruptur und der klassischen Dissektion die lokalisierte, das sog. intramurale Hämatom, die umschriebene Dissektion, die Plaqueruptur mit Dissektion und/oder Aortenruptur (auch penetrierendes Aortenulkus) und die traumatische oder iatrogene Dissektion. Beschwerden bei akutem Aortensyndrom sind blitzartig auftretende, heftige Brust- oder Rückenschmerzen, die oft einen reißenden Charakter haben, ein Wandern der Schmerzen (meist von der oberen in die untere Körperhälfte) oder ein zweites Schmerzereignis. Zusätzlich können Durchblutungsstörungen der Arme oder Beine auftreten, die oft sehr schmerzhaft sind. Plötzlich auftretende Bewusstlosigkeit (teilweise nur kurzfristig mit anschließend wieder klarer Bewusstseinslage), flüchtig oder permanent bestehende Lähmungen oder Blutbeimengungen in Urin, Stuhl oder Sputum (Auswurf) sind ebenfalls Symptome eines akuten Aortensyndroms.

Alle Formen des akuten Aortensyndroms müssen ohne Zeitverlust sofort mittels Computertomographie, transösophagealer Echokardiographie (Schluckecho) oder Kernspintomographie diagnostiziert werden. Jeder Patient mit akutem Aortensyndrom muss auf der Intensivstation eines Zentrums mit herzchirurgischem Bereitschaftsdienst versorgt werden. Hier sollte der betroffene Patient unbedingt den Notarzt informieren, wenn ein Marfan-Syndrom bekannt ist, um ein geeignetes Zentrum zu identifizieren und auch die geeignete Diagnostik zu initiieren - häufig werden die Beschwerden mit den Symptomen des Herzinfarktes verwechselt. Patienten mit Beteiligung der Aorta ascendens müssen sofort operiert werden (Aortendissektion Typ Stanford A), während Patienten ohne Beteiligung der Aorta ascendens (Typ B) zunächst medikamentös behandelt und nur bei Komplikationen operiert werden. Marfan-Patienten sind im Allgemeinen nicht für eine Versorgung mit Aortenstentgrafts geeignet.

15.3   Chirurgische Therapien

15.3.1 Aorta

Die Indikation zum Ersatz der Aortenwurzel wird abgeleitet aus dem Durchmesser des Aneurysmas. Mit zunehmendem Durchmesser erhöht sich die Wandspannung der Hauptschlagader im Aneurysma exponentiell, wodurch das Risiko des Auftretens einer Aortendissektion erheblich erhöht wird. Die Grenze, bei welchem Durchmesser ein geplanter Aortenersatz bei einem Patienten mit Marfan-Syndrom durchgeführt werden sollte, ist uneinheitlich, liegt in den meisten erfahrenen Zentren jedoch bei 4,5 cm. Jedoch gibt es individuelle Risiko-Konstellationen, in welchen schon bei einem Durchmesser von 4 cm operiert wird, um das Risiko einer Aortendissektion, welches aufgrund der Aortenwandschwäche bei Marfan-Syndrom deutlich erhöht ist, schon frühzeitig auszuschalten. Bei Vorliegen eines operationswürdigen Aortenaneurysmas kann die Operation nach Durchführung verschiedener Voruntersuchungen, wie Lungenfunktion, Herzechokardiographie, MRT oder Computertomographie, bei älteren Patienten Herzkatheteruntersuchung, elektiv geplant und durchgeführt werden. Prinzipiell sollte die geplante Operation an einem (Marfan-)Zentrum durchgeführt werden, wo eine große Erfahrung mit diesen Eingriffen besteht.

Im Gegensatz dazu stellt das Auftreten einer Aortendissektion eine Notfallsituation dar. Bei der Typ-A-Dissektion, wo der Beginn der Zerreißung im aufsteigenden Teil der Aorta liegt, ist die Entwicklung einer Einblutung in den Herzbeutel, eine sog. Perikardtamponade, welche zur hochgradigen Behinderung der Herzfunktion führen kann, ebenso gefürchtet wie das Zerreißen der dissezierten Aortenwand und freier Blutung aus der Aorta. Die Typ-A-Dissektion stellt eine hoch-akute Notfallsituation dar, die eine sofortige Notoperation zur Folge hat. Unbehandelt führt die Typ-A-Dissektion innerhalb von 24 h zum Tode von über 50 % der betroffenen Patienten. Daher sind die frühzeitige Diagnose und das Wissen um diese Erkrankung für den Marfan-Patienten von höchster Wichtigkeit. Nach Sicherstellung der Diagnose wird ohne weitere Verzögerung die Notfalloperation eingeleitet, wodurch die Überlebensrate auf über 80 % gesteigert werden kann.

Im Gegensatz dazu hat die akute Typ-B-Dissektion, wo die Zerreißung im absteigenden Teil der Aorta beginnt, nicht zwingend eine sofortige Operation zur Folge. Die Auswertung zahlreicher Studien hat ergeben, dass in der Frühphase der Erkrankung die konservative medikamentöse Therapie zu den besten Ergebnissen führt. Diese Ergebnisse sind jedoch mit Vorsicht zu bewerten, da sie für unkomplizierte Verläufe bei Typ-B-Dissektion gelten. Bei der komplizierten Typ-B-Dissektion, bei welcher es zur Minderdurchblutung der abdominellen Organe mit Verlust der Nierenfunktion, Leberfunktion etc. kommen kann, muss chirurgisch inter-

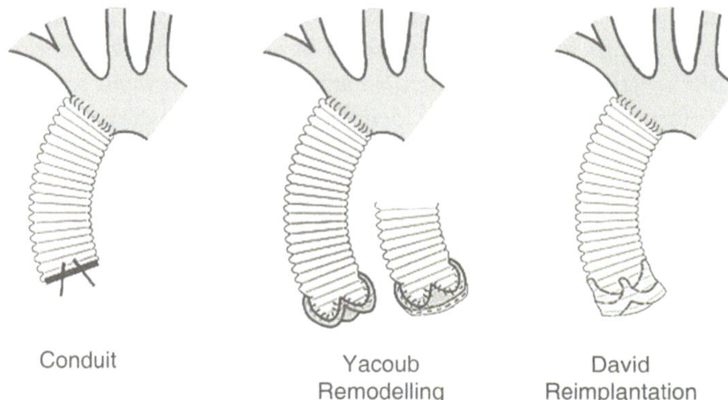

▣ Abb. 15.3 Schematische Darstellung geeigneter Verfahren zum Ersatz der Aortenwurzel bei Patienten mit Marfan-Syndrom. Die David Reimplantation wird von den meisten mit dem Marfan-Syndrom erfahrenen Chirurgen favorisiert

veniert werden. Dabei werden zwei Ziele verfolgt: entweder die Ausschaltung der Eintrittsstelle (Entry) durch den Aortenersatz oder aber, oft durch interventionelle Methoden mit dem Katheter, eine Wiedereröffnung des falschen Gefäßlumens über eine sog. Fensterung, wodurch das Blut aus dem falschen Lumen wieder zurück in das wahre Lumen zurückströmen kann. Langfristig führt die Typ-B-Dissektion auch im unkomplizierten Verlauf durch die Schwächung der Aortenwand zur Ausbildung eines Aneurysmas, welches früher oder später den chirurgischen Ersatz der descendierenden Aorta zur Folge hat. Die Implantation eines Stents bei Marfan-Patienten ist weder in den U.S.A. noch in Europa zugelassen, da die instabile Aortenwand bei Marfan-Patienten zu häufigen Komplikationen nach Implantation eines Stents führte. Daher darf ein Stent beim Marfan-Patienten nur im Notfall als lebensrettende Maßnahme eingesetzt werden und hat in den meisten Fällen im Verlauf eine offene Operation zur Folge.

15.3.2 Aortenwurzel

Ziel der Chirurgie beim Vorliegen eines Aortenwurzelaneurysmas ist das Ausschalten des Aneurysmas zur Vermeidung einer Aortendissektion sowie die Wiederherstellung einer suffizienten Aortenklappenfunktion. Unter Nutzung der Herz-Lungen-Maschine wird dabei die ascendierende Aorta durch eine Dacron-Prothese ersetzt. Die Behandlung der Aortenwurzel mitsamt Aortenklappe jedoch unterscheidet sich (▣ Abb. 15.3).

15.3.3 Bentall-Operation

Die etablierte Therapie der Aortenwurzelektasie beim Marfan-Syndrom ist seit über 30 Jahren der kombinierte Ersatz der Aortenklappe und der aufsteigenden Aorta durch einen sog. Composite-Graft, bei welchem in die Dacron-Prothese eine mechanische Aortenklappe eingenäht ist. Die Koronararterien werden in die Dacron-Prothese eingenäht, um die Durchblutung der Herzkranzgefäße sicher zu stellen. Dieses Verfahren führt zu hervorragenden Ergebnissen mit niedriger perioperativer Sterblichkeit von etwa 3 % und gutem Langzeitverlauf. Vorteil dieser

Behandlung ist die definitive Therapie der möglicherweise insuffizienten Klappe mit einer mechanischen Prothese, welche üblicherweise lebenslang stabil bleibt. Gravierender Nachteil dieser Methode ist jedoch die höhere Infektanfälligkeit der mechanischen Klappe für Endokarditiden sowie die Thrombogenizität von mechanischen Klappen. Dabei bilden sich aufgrund von Verwirbelungen an der Oberfläche der Klappe Gerinnsel, die als Thromben mit der Blutbahn versprengt werden und zu Gefäßverschlüssen bis zum Schlaganfall führen können. Zur Vermeidung dieser Komplikationen muss ein Patient mit einer mechanischen Klappenprothese lebenslänglich mit einem Blutgerinnungshemmstoff, dem Marcumar®, behandelt werden. Problematisch ist dabei, dass dieses Medikament eine geringe therapeutische Breite besitzt. Das heißt, dass das Fenster, in welchem Nebenwirkungen, nämlich überschießende Blutungsneigung oder reduzierte Gerinnungshemmung, welche wiederum zum Auftreten von Thromben führen können, sehr schmal ist, und die Verdünnung des Blutes regelmäßig kontrolliert werden muss. Eine optimale Einstellung im therapeutischen Bereich ist zwingend erforderlich, trotzdem berichtet die Literatur über Komplikationen durch entweder Blutungen oder aber Thrombenbildungen von etwa 2 %/Jahr. Nach 25 Jahren mit einer mechanischen Klappe hat also die Hälfte aller Patienten eine solche Komplikation schon durchgemacht. Dieses Problem konnte durch die Einführung der Blutgerinnungsselbstbestimmung verbessert werden, ganz aufgelöst wird diese Problematik jedoch nicht. Ziel der chirurgischen Therapie muss daher die Entwicklung von Operationsmethoden sein, welche die spätere Gerinnungshemmung mit Marcumar® vermeiden kann, jedoch zu einer definitiven Lösung des Problems führt. Die Implantation einer biologischen Aortenklappenprothese, welche keiner Gerinnungshemmung bedarf, eignet sich für den jungen Marfan-Patienten nicht, da diese Klappen im jungen Patienten nach 5–10 Jahren degenerieren und eine Wiederholungsoperation notwendig machen.

15.3.4 Aortenklappenerhaltende Operation

Auf der Suche nach einer Alternativmethode zur Bentall-Operation, welche die Implantation einer mechanischen Klappe vermeidet, wurde in den 80er Jahren begonnen, die Aortenklappe bei gleichzeitig vorliegender Ektasie der Aortenwurzel oder der ascendierenden Aorta durch Rekonstruktion zu erhalten. Voraussetzung für die Rekonstruktion einer Aortenklappe ist die Unversehrtheit der Klappensegel. Diese Unversehrtheit ist meistens gegeben, wenn durch die Aufweitung der Aortenwurzel die Klappensegel auseinanderweichen und so die Insuffizienz zustande kommt, ohne dass es jedoch zu morphologischen Veränderungen an den Segeln selber gekommen ist. Diesen Umstand haben sich Sir Magdi Yacoub aus England sowie Tirone David aus Kanada zunutze gemacht und jeweils Operationstechniken entwickelt, bei welcher die ascendierende Aorta ersetzt, die Aortenklappe jedoch rekonstruiert wird. Der Vorteil liegt auf der Hand: auf eine postoperative Hemmung der Gerinnung kann verzichtet werden, da das Strömungsverhalten der rekonstruierten Aortenklappe so günstig ist, dass keine Thromben entstehen. Insbesondere für den Marfan-Patienten scheint sich die Rekonstruktion anzubieten, da diese Patienten in der Regel relativ jung sind, eventuell noch Kinderwunsch haben oder im Laufe ihres Lebens weitere große Operationen an der Hauptschlagader benötigen. Dieses lässt sich ohne notwendige Marcumarisierung wesentlich leichter umsetzen. Möglicher Nachteil einer Aortenklappenrekonstruktion beim Marfan-Patienten liegt in der Natur der Grunderkrankung. Es wird angenommen, dass der Fibrillindefekt auch die Struktur der Klappensegel betrifft, sodass einige Chirurgen der Meinung sind, diese Methode eigne sich nicht für Marfan-Patienten, da eine frühzeitige Degeneration der Segel mit der Notwendigkeit einer frühzeitigen

Reoperation abzusehen wäre. Tatsächlich gibt die derzeitige Datenlage keinen Hinweis darauf, dass Patienten mit einem Marfan-Syndrom frühzeitiger eine Reoperation nach Aortenklappenrekonstruktion benötigen. Jedoch liegen noch nicht ausreichende Langzeitergebnisse vor. Die Operation sollte zu einem Zeitpunkt erfolgen, wo noch kein Prolaps der Klappensegel vorliegt, da dieser das Rekonstruktionsergebnis nachteilig beeinflusst. Jedoch gibt es Zentren, die auch bei Marfan-Syndrom prolabierende Segel rekonstruieren. Eine abschließende Beurteilung dieses Vorgehens ist derzeit nicht möglich.

Die Remodelling-Methode nach Yacoub

Sir Magdi Yacoub publizierte erstmalig im Jahre 1983 seine Methode, die er entwickelt hatte für Patienten mit Aneurysmen in der Aortenwurzel, aber intakten Klappensegeln, um die Aorta ascendens zu ersetzen, die Klappe aber zu rekonstruieren. Indem er die Dacron-Rohrprothese, wie sie auch für die Bentall-Operation genutzt wird, in der Aortenwurzel so zuschneidet, dass er die Sinus-Valsalva zwischen den Kommissuren, in welchen die Klappe aufgehängt ist, nachmodelliert und mit den Kommissuren vernäht, kann die Klappe erhalten werden. Die Koronararterien werden genauso wie bei der Bentall-Operation in die so gebildeten neuen Sinus-Valsalvae integriert. Diese Methode führt zu hervorragenden Ergebnissen hinsichtlich der Fließeigenschaften des Blutes durch die Klappe, die fast genauso gut ist, wie die der natürlichen, intakten Aortenklappe. Das Problem des erweiterten Aortenklappenringes, welcher beim Marfan-Syndrom wegen der strukturellen Veränderungen im Verlauf zu erwarten ist, wurde mit der Einführung einer Annuloplastik, welche den Aortenring stabilisiert, weitgehend gelöst. Obwohl Dr. Yacoub auch im Langzeitverlauf hervorragende Ergebnisse für die Rekonstruktion der Aortenklappe bei Marfan-Syndrom erzielt hatte, vermeiden die meisten Chirurgen diese Methode beim Marfan-Syndrom, weil die zukünftige Erweiterung des Aortenklappenringes mit erneuter Aortenklappeninsuffizienz befürchtet wird, obwohl eine Annuloplastie regelmäßig durchgeführt wird. Eine endgültige Beurteilung hinsichtlich der Eignung dieser Operationsmethode für den Marfan-Patienten ist zum jetzigen Zeitpunkt noch nicht möglich.

Die Reimplantations-Methode nach David

Im Gegensatz zur Remodelling-Methode von Yacoub wird bei der von Tirone David 1982 beschriebenen Methode die Aortenwurzel nicht nachgebildet, sondern die Dacron-Rohrprothese über die von der Aortenwand befreite Klappe hinübergestülpt, die native Aortenklappe also in die künstliche Aorta reimplantiert. Der Vorteil dieser Methode, insbesondere für den Marfan-Patienten, ist die Tatsache, dass die Dacron-Prothese am Anulus verankert wird und damit die zukünftige Aufweitung des Aortenklappenringes verhindert wird. Die Kommissuren, in welchen die Klappe aufgehängt ist, werden durch eine zusätzliche Nahtreihe in der Aortenrohrprothese fixiert, sodass diese Operation eine sehr geringe Blutungsneigung zeigt. Auch hier werden die Koronararterien wie bei der Bentall-Operation in die Rohrprothese implantiert. Damit wird alles pathologische Gewebe, was insbesondere für die Aortendissektion gilt, entfernt, und das restverbleibende Gewebe, nämlich der Aortenklappenring, durch eine künstliche Ummantelung fixiert, sodass eine Aufweitung nicht mehr möglich ist. Der theoretische Nachteil im Vergleich zur Yacoub-Methode, nämlich schlechtere Flusseigenschaften, wodurch die Haltbarkeit der rekonstruierten Klappe beeinträchtigt werden könnte, lässt sich aus den vorliegenden Daten nicht belegen. Mittlerweile gibt es Prothesen für die David-Methode, bei denen die Sinus-Valsalva der Aortenwurzel nachgebildet werden, um die Belastung der Aortenklappensegel zu reduzieren. Obwohl diese Strategie theoretisch und auch experimentell Vorteile mit sich bringt, liegen derzeit keine klinischen Daten vor, die beweisen, dass durch diese

Prothesen die Haltbarkeit der rekonstruierten Aortenklappe verbessert wird. Auf eine lebenslange Behandlung mit gerinnungshemmenden Mitteln kann auch bei dieser Methode verzichtet werden. Die ersten Studien, die Zehn-Jahres-Ergebnisse für die Reimplantations-Methode vorweisen können, weisen eine Stabilität von 90 % der rekonstruierten Klappen aus. Wie häufig im Langzeitverlauf nach 20 oder 30 Jahren eine rekonstruierte Klappe doch noch ersetzt werden muss, ist derzeit nicht abschätzbar, da Langzeitergebnisse noch ausstehen. Die Reimplantationsmethode wird immer häufiger auch bei der Typ-A-Dissektion, sowohl beim Marfan-Patienten als auch bei anderer Ursache, wegen der geringen postoperativen Blutungsneigung angewandt.

Ersatz des Aortenbogens und der descendierenden Aorta

Der Aortenbogen wird üblicherweise über eine mediane Sternotomie von vorne ersetzt. Unter Verwendung der Herz-Lungen-Maschine wird die Körpertemperatur abgekühlt, damit die Ischämietoleranz, also die Zeit, in welcher die Organe nicht durchblutet werden und keinen Sauerstoff bekommen, verlängert werden kann. Um die supraaortalen Abgänge aus der Aorta zum Kopf in die Dacron-Prothese, welche den Aortenbogen ersetzt, einnähen zu können, muss eine Phase des Kreislaufstillstandes toleriert werden: der Patient ist in dieser Phase nicht durchblutet. Das Gehirn wird währenddessen selektiv über Katheter mit kalter Blutlösung durchflossen, um es vor Schädigungen zu schützen. Diese Strategie wird mittlerweile von vielen chirurgischen Zentren genutzt, da dem Chirurgen mehr Zeit für die Operation an den Kopfgefäßen zur Verfügung steht als bei der tiefen Hypothermie mit Kreislaufstillstand, wo das Gehirn nicht selektiv geschützt wird. Die wissenschaftliche Datenlage weist darauf hin, dass die neurologischen Ergebnisse nach selektiver Durchblutung des Gehirnes während der Kreislaufstillstandphase besser sind als nach tiefer Hypothermie ohne Hirnperfusion.

Liegen gleichzeitig Aneurysmen des Aortenbogens und der descendierenden Aorta vor (□ Abb. 15.4), wird häufig ein sogenannter »Elephant-Trunk« angelegt. Der Aortenbogen wird durch eine Rohrprothese ersetzt und eine in die absteigende Aorta reichende Verlängerung der Rohrprothese angefügt. Über diese Verlängerung kann in einer 2. Operation die absteigende Aorta sehr viel einfacher ersetzt werden. Heute wird häufig eine sog. »Frozen-Elephant-Trunk« in die absteigende Aorta eingelegt; hierbei wird ein Stent in die deszendierende Aorta eingebracht, der am Übergang zum Aortenbogen festgenäht wird. Vorteil dieser Strategie ist die direkte Behandlung der erkrankten Aorta descendens, wodurch eine 2. Operation überflüssig werden kann. Da der Stent festgenäht wird stellt die gefürchtete Stent-Wanderung (Migration) wahrscheinlich kein Problem mehr dar, sodass die Methode als relativ sicher auch beim Marfan-Syndrom angewendet werden kann. Jedoch liegen kaum Langzeitergebnisse zu dieser Behandlungsmethode vor, sodass eine gewisse Vorsicht bei der Anwendung dieser Methode noch angebracht ist. Keinesfalls sollte beim Marfan-Patienten ein normaler Stent als geplanter, elektiver Eingriff implantiert werden.

Über eine linksseitige Eröffnung des Brustkorbes wird die absteigende Aorta im Brustkorb erreicht. Für deren Ersatz wird die Herz-Lungen-Maschine eingesetzt, um während des Abklemmens der Aorta die Durchblutung der abdominellen Organe (insbesondere der Nieren) und des Rückenmarkes sicherzustellen. Auch hier wird der Körper leicht abgekühlt, aber das Herz schlägt während der gesamten Operation, um das Gehirn zu durchbluten. Um eine postoperative Lähmung der Beine, die bei dieser Operation in etwa 6–8 % der Operationen auftritt, zu vermeiden, werden einzelne paarig angelegte Interkostalarterien in die Dacron-Prothese, welche die Aorta ersetzt, als Insel eingenäht, damit die Durchblutung des Rückenmarkes gesichert ist. Auch die Einlage eines Katheters in den Rückenmarkskanal, über welchen Druck-

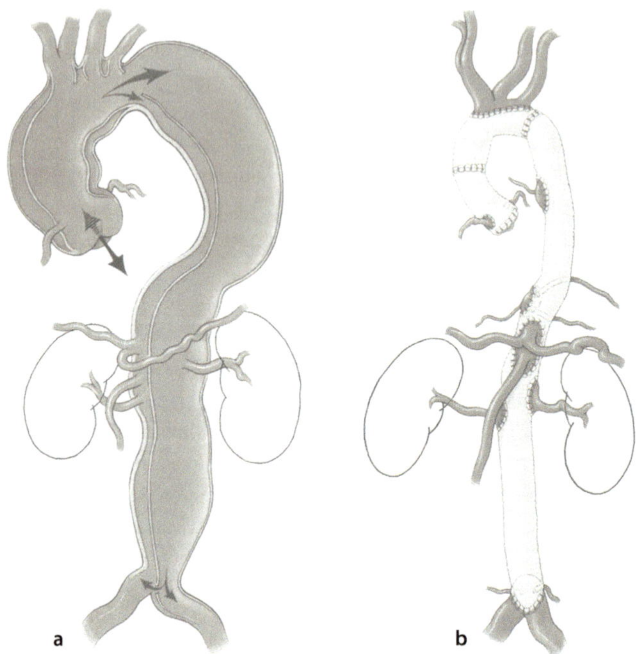

Abb. 15.4 a) Aneurysmatische Erweiterung der gesamten Aorta nach Aortendissektion. **b)** Kompletter Ersatz der Aorta durch Dacron-Prothesen; die Gefäßabgänge sind hier als Inseln in die Prothesen implantiert, können aber auch einzeln reinseriert werden

veränderungen wahrgenommen und ausgeglichen werden können, dient dem Schutze des Rückenmarkes. Wenn sich das Aneurysma über das Zwerchfell bis in den Bauchraum ausdehnt, wird der Schnitt in diesen erweitert und auch der erweiterte Anteil der abdominellen Aorta ersetzt. Dabei können die Nierenarterien und weitere von der Aorta abgehende Gefäße selektiv über Katheter mit Hilfe der Herz-Lungen-Maschine mit Blut versorgt werden. Isolierte Aneurysmen an der abdominellen Aorta unterhalb der Nierenarterien können ohne Herz-Lungen-Maschine operiert werden.

15.3.5 Postoperatives Vorgehen

Eine Anbindung an ein erfahrenes Marfan-Zentrum ist dringend empfohlen, am besten dort, wo die Operation erfolgte. Folgende Grundsätze gelten für alle an der Aorta operierten Marfan-Patienten:

1. Direkt nach der Operation sollten eine Echokardiographie und eine Kernspintomographie der Aorta erfolgen. Dieses ist wichtig, um im späteren postoperativen Verlauf beurteilen zu können, ob Veränderungen an der Aorta oder an der Aortenklappe neu sind und gegebenenfalls einer akuten Behandlung bedürfen (sog. »base-line«-Untersuchung).
2. Die Aorta sollte in einem halben Jahr nach Operation mittels Kernspintomographie dargestellt werden. Wenn der Befund stabil ist und keine Beschwerden bestehen, kann auf jährliche Untersuchungen mittels Echokardiographie und Kernspintomographie umgestiegen werden.

3. Die Medikation mit Beta-Blockern und/oder AT1-Antagonisten sollte unbedingt beibehalten werden.
4. Bei allen Marfan-Patienten nach Herzoperation ist das Endokarditisrisiko hoch. Bei Kunstklappen sollte die Endokarditisprophylaxe nicht in Tablettenform, sondern intravenös verabreicht werden.
5. Jeder neu auftretende Schmerz des Brust- oder Bauchraums sollte unverzüglich ärztlich abgeklärt werden; fast immer muss eine sofortige Computertomographie oder Kernspintomographie der Aorta durchgeführt werden.

Grundsätzlich haben Patienten nach elektiver Operation der Aorta mit einem deutlich günstigeren Verlauf zu rechnen als Patienten, die mit akuter Dissektion oder gedeckter Ruptur der Aorta als Notfall operiert wurden. So versterben weltweit innerhalb der ersten 30 Tage weniger als zwei Prozent der Patienten (in Kompetenzzentren um null Prozent) nach elektivem Aortenwurzelersatz, während bei Notoperationen wegen Dissektion der Aorta die Sterblichkeit bei etwa 17 % liegt. Die Häufigkeit von Zweitoperationen innerhalb der ersten zehn Jahre nach Erstoperation liegt zwischen 10 und 30 %. Auch hier sind vor allem Patienten nach Notoperation betroffen. Häufig ist der Grund, dass die Dissektion der Aorta nicht auf die Aortenwurzel beschränkt blieb, sondern die gesamte Aorta disseziiert ist und damit zum Ausgangspunkt weiterer Komplikationen wird. Während in dieser Situation bei vielen Menschen ohne Marfan-Syndrom ein sog. Aortenstentgraft eingesetzt wird, verbietet sich derzeit diese Therapie beim Marfan-Patienten.

Die Echokardiographie

Helke Schüler

16.1   Einleitung   – 88

16.2   Methode der Echokardiographie   – 88

16.3   Durchführung der Echokardiographie   – 89

16.4   Zusammenfassung   – 90

Marfan Hilfe (Deutschland) e.V. (Hrsg.), *Das Marfan-Syndrom*,
DOI 10.1007/978-3-662-53259-1_16, © Springer-Verlag GmbH Deutschland 2017

16.1   Einleitung

Die Echokardiographie ist eine Ultraschalluntersuchung des Herzens und ein wesentlicher Bestandteil bei den regelmäßigen Verlaufskontrollen bei Menschen mit einer angeborenen Bindegewebserkrankung. Dieses Kapitel gibt einen Überblick über diese Untersuchungsart und deren Durchführung. Ziel ist es, diese Untersuchung für die zu Untersuchenden verständlich darzustellen.

Beim Marfan-Syndrom stehen neben Erkrankungen des Skelettapparates und der Augen die Herzkreislauferkrankungen im Vordergrund. Insbesondere die Körperschlagader und der Klappenapparat, speziell die Mitralklappe, sind am häufigsten betroffen.

Es kann zu einer Erweiterung der Körperschlagader kommen. Der am häufigsten betroffene Teil ist der Anfangsteil der aufsteigenden Aorta, die unmittelbar nach der Aortenklappe beginnt. Wird diese nicht rechtzeitig erkannt, droht eine lebensbedrohliche Aortendissektion. Hierbei handelt es sich um einen Einriss der Gefäßinnenwand, sodass es zu einer Längsspaltung der Gefäßinnenwand mit Ausbildung eines sogenannten falschen Lumens kommt.

Bei der Mitralklappe kann es zu einer Lockerung des Halteapparates kommen, sodass diese undicht werden kann (Mitralklappenprolaps mit Insuffizienz). Dies führt dazu, dass die Ventilfunktion der Klappe nicht ausreicht. Dadurch kommt zum einen weniger Blut in den großen Kreislauf und zum anderen kommt es zu einer vermehrten Volumenbelastung der linken Kammer (Hauptkammer). Im Verlauf der Zeit kann dies zu einer verminderten Pumpleistung des Herzens führen.

Auch nach einer Operation, in der die Körperschlagader ersetzt wurde und/oder es zu einem Ersatz oder Rekonstruktion einer Klappe gekommen ist, ist eine regelmäßige Kontrolle im operierten Gebiet erforderlich.

Um diese genannten Komplikationen zu erkennen und rechtzeitig behandeln zu können, bzw. die Funktion der operierten Klappen beurteilen zu können, ist die Echokardiographie die Untersuchungsmethode der Wahl. Da nur der Anfangsteil der Körperschlagader beurteilt werden kann, ist die MRT-Untersuchung zur Kontrolle der gesamten Aorta vom Beginn am Herzen bis hin zum Übergang in die Leistengefäße unabhängig von der Echokardiographie erforderlich.

16.2   Methode der Echokardiographie

Die Echokardiographie ist eine Ultraschalluntersuchung des Herzens. Während der Untersuchung erhält der Untersucher Informationen über die

- Pumpleistung des Herzens,
- die Größe der Herzhöhlen und die Wanddicke,
- Funktion und das Aussehen des Klappenapparates sowie
- die Weite der Aorta in ihrem Anfangsteil, soweit einsehbar.

Der Ultraschall wird vom Schallkopf, der auf die Haut im linken Brustbereich gehalten wird, ausgesendet und je nach Strukturenform und –bewegung wieder an den Schallkopf zurückgesendet. Hieraus ergibt sich das Bild, das man während der Untersuchung sehen kann. Zusätzliche Informationen liefern die Doppleruntersuchungen. Hierbei werden an verschiedenen Stellen Geschwindigkeiten gemessen und diese als Farbe oder als Kurve dargestellt. Bei letzterer werden die Herzgeräusche verstärkt über ein Mikrophon wiedergegeben.

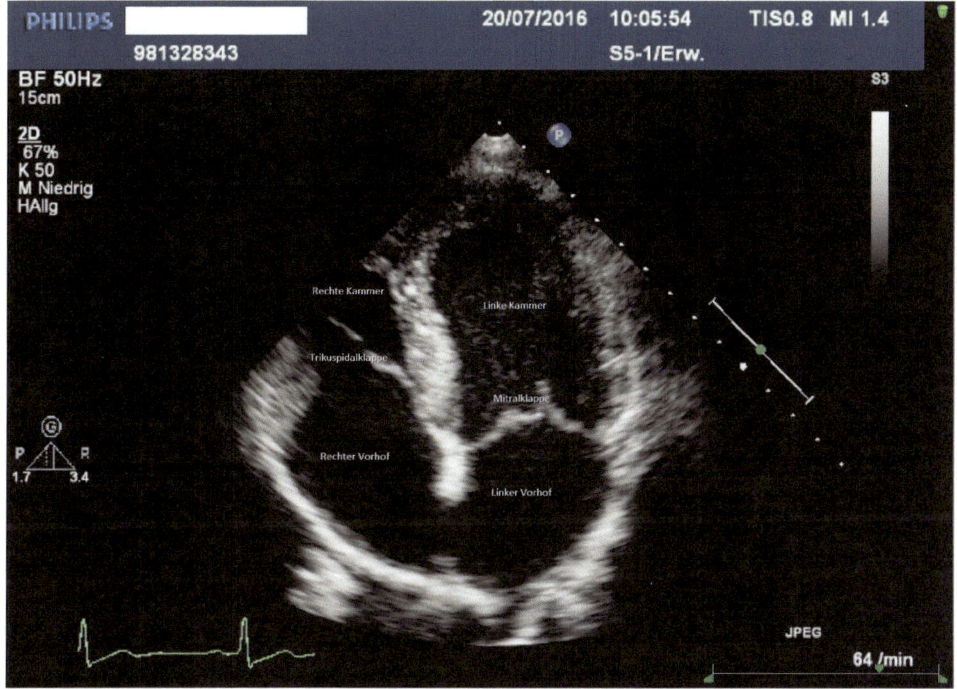

□ Abb. 16.1 Vierkammerblick von der Herzspitze

Der Farbdoppler gibt hauptsächlich Informationen über die Dichtigkeit der Klappe, während die Kurvenaufzeichnungen die Geschwindigkeit durch die Klappe ermittelt und über verschiedene Rechenformeln Auskunft über die Funktion einer Klappe gibt.

16.3   Durchführung der Echokardiographie

Für die Durchführung wird man auf die linke Seite gelagert. Auf diese Weise gelangt das Herz nach unten gegen die Brustwand, somit verkürzt sich der Weg vom Schallkopf zum Herzen. Auf der Liege ist eine viereckige Aussparung eingerichtet, damit der Untersuchungsradius erweitert werden kann. Der linke Arm wird nach oben gestreckt, um die Zwischenrippenräume zu vergrößern. Der rechte Arm liegt auf der rechten Seite. Der Oberkörper wird leicht angehoben.

Der Schallkopf wird mit einem speziellen Gel für Ultraschalluntersuchungen bedeckt, um den Kontakt und damit die Bildqualität zu verbessern.

Die Untersuchung wird nach einem festen Schema durchgeführt, um nichts zu übersehen. Zunächst startet man von der Herzspitze aus und stellt den sogenannten Vierkammerblick dar (□ Abb. 16.1). Hier verschafft sich der Untersucher den Überblick über die vier Kammern und die Mitralklappe (linkes Herz) und die Trikuspidalklappe (rechtes Herz). Durch »Kippen« des Schallkopfes wird die Aortenklappe sichtbar. Im Verlauf der Untersuchung kann durch Drehen des Schallkopfes die linke Kammer von verschiedenen Seiten aus betrachtet werden.

Als nächstes wird der Schallkopf links vom Brustbein aufgesetzt. In dieser Einstellung sieht man die sog. lange Achse des Herzens und den Anfangsteil der Körperschlagader (□ Abb. 16.2).

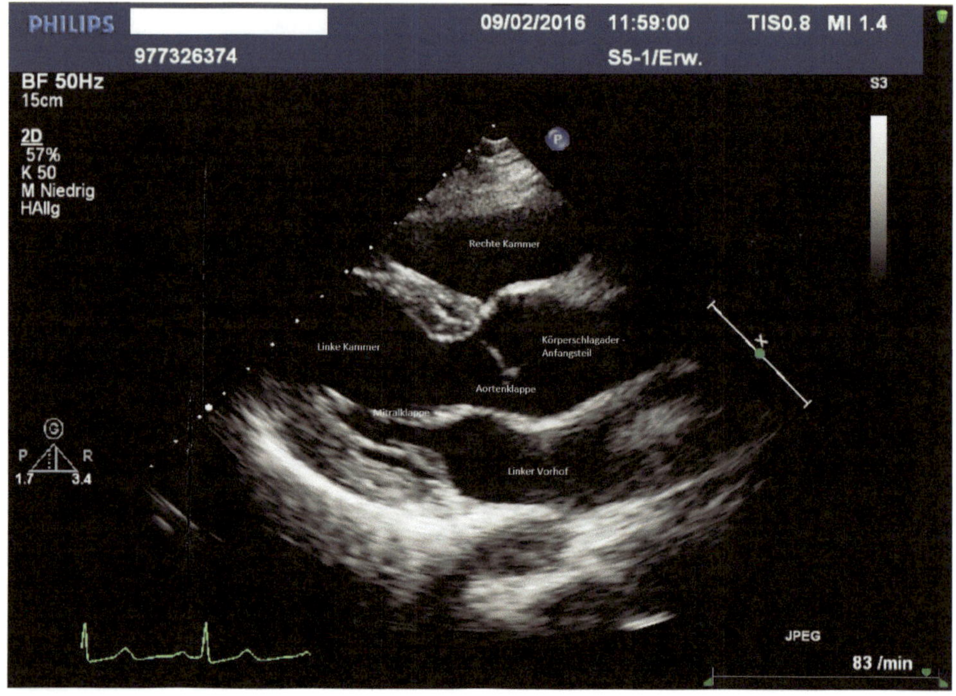

◘ Abb. 16.2 Lange Achse

Durch Drehen des Schallkopfes lässt sich der Querschnitt des Herzens in verschiedenen Ebenen betrachten.

Anschließend werden in der Rückenlage und mit angewinkelten Beinen von unterhalb des Brustbeines der Herzbeutel und die untere Hohlvene untersucht und daraus Rückschluss auf die Funktion des rechten Herzens gezogen.

Als letztes wird der Schallkopf auf die Jugulargrube oberhalb des Brustbeines gesetzt, von hier aus kann der Aortenbogen untersucht werden. In der Regel können während der Untersuchung die wesentlichen Strukturen beurteilt werden. Nach der Untersuchung werden am Computer mittels eines speziellen Programmes die verschiedenen Messungen durchgeführt, insbesondere der Herzgröße, der Weite der Aorta sowie die Druckwerte über den Klappen.

16.4   Zusammenfassung

Die Echokardiographie ist ein wesentlicher Bestandteil der Verlaufskontrolle beim Marfan-Syndrom. Hierbei werden verschiedene Strukturen des Herzens und die Pumpfunktion untersucht. Für die Untersuchung ist eine Lagerung auf die linke Seite erforderlich, um eine gute Darstellung des Herzens erreichen zu können. In der Regel können wesentliche Strukturen während der Untersuchung beurteilt werden. Zur Beurteilung der gesamten Aorta ist die MRT-Untersuchung erforderlich, da die Aorta mittels Echokardiographie nur in ihrem Anfangsteil beurteilt werden kann.

Augen – Vorderer Abschnitt

Detlef Holland

17.1   Anatomische Erläuterungen   – 92

17.2   Allgemeine Erläuterungen   – 93

17.3   Chirurgische Erläuterungen   – 93

17.3.1   Überlegungen zur Vorbereitung der Operation   – 94

17.3.2   Zeitpunkt der Operation   – 94

17.3.3   Die Operation   – 95

17.3.4   Erläuterungen zu modernen Operationsverfahren   – 95

17.3.5   Intra- und postoperative Komplikationen   – 97

17.4   Fazit   – 98

Marfan Hilfe (Deutschland) e.V. (Hrsg.), *Das Marfan-Syndrom*,
DOI 10.1007/978-3-662-53259-1_17, © Springer-Verlag GmbH Deutschland 2017

17.1   Anatomische Erläuterungen

Das Auge lässt sich für den medizinischen Laien sehr einfach mit einer Kamera vergleichen. Der sogenannte vordere Augenabschnitt besteht aus der Hornhaut, der Regenbogenhaut mit der Pupille und der Linse. Dieser Teil ist mit dem Objektiv vergleichbar. Der hintere Augenabschnitt mit der Netzhaut ist mit dem Film vergleichbar auf dem das Bild entsteht. Hier ist die Makula, die Stelle des schärfsten Sehens, der funktionell wichtigste Teil. Dort befindet sich die höchste Dichte an lichtaufnehmenden Photorezeptoren und sorgt somit für eine scharfe Abbildung der Umwelt. Über den Sehnerv, der hinten aus dem Auge herausgeht, werden dann die Bildinformationen zum Gehirn weitergeleitet. In dem folgenden Kapitel möchten wir uns mit dem vorderen Augenabschnitt beschäftigen und hier insbesondere mit der Linse des Auges, da hier die häufigsten Veränderungen bei Patienten mit Marfan-Syndrom auftreten. Je nach Population können in bis zu 50 % der Patienten Veränderungen an der Linse auftreten. (◘ Abb. 17.1)

Durch Schwächung des Aufhängeapparates der Linse, den sogenannten Zonulafasern kommt es zur Deformierung der Linse im Sinne eines Linsenkoloboms (Randeinkerbung der Linse) oder zur Verlagerung aus der optischen Achse, der Luxation. Ursächlich hierfür ist auch die Veränderung des Fibrillins, also des bindegewebigen Anteils der Zonulafasern. Diese Veränderung führt häufig zur Veränderung der Brillenstärke und zur Verschlechterung der Bildqualität und auch dem Auftreten von Doppelbildern. Es zeigt sich dann zumeist eine Zunahme von Kurzsichtigkeit und einem linsenbedingten Astigmatismus (Brechungsfehler). Der Linsenrand kann im Extremfall in der Pupille sichtbar werden oder die Linse kann sich vollständig nach hinten in den Glaskörper oder nach vorne vor die Pupille verlagern. Dies ist dann immer mit einer akuten, drastischen Veränderung der Sehschärfe verbunden.

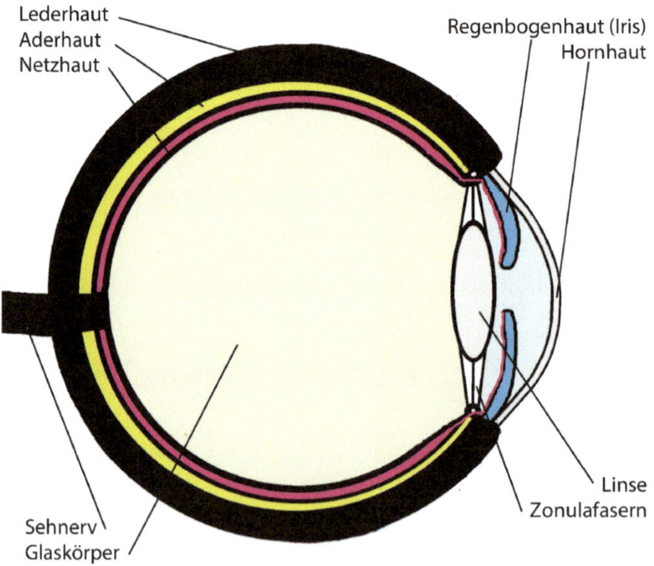

◘ **Abb. 17.1** Schaubild Auge

17.2 Allgemeine Erläuterungen

Im Bereich der Augenheilkunde ist eine regelmäßige Kontrolle eminent wichtig. Wir empfehlen daher mindestens eine jährliche Kontrolle. Häufig ist es auch erst der Augenarzt der bei einer Veränderung der Augenlinse zu der Einleitung von weiterer Diagnostik und damit zur Erkennung des Marfan-Syndroms beiträgt. Da das Manifestationsalter der Augenveränderungen sehr unterschiedlich ist, empfehlen wir schon im Kleinkindalter bei familiärer Belastung oder bekanntem Marfan-Syndrom eine augenärztliche Untersuchung. Zur Basisuntersuchung gehören die Sehschärfenkontrolle mit Bestimmung der Brillenstärke, die Untersuchung an der Spaltlampe, die Augendruckmessung und die Untersuchung der Netzhaut. Da auch das Schielen gehäuft auftreten kann, ist gerade bei Kindern auch an die Untersuchung der Stellung und Beweglichkeit der Augen und des dreidimensionalen Sehens von großer Bedeutung. Bereits im frühen Kindesalter kommt es häufig durch starkes Längenwachstum und die zunehmende Luxation zu Kurzsichtigkeit und Astigmatismus. Werden diese Refraktionsfehler nicht frühzeitig erkannt und korrigiert, droht die Ausbildung einer Sehschwäche, die sog. Amblyopie (Schwachsichtigkeit). Da der Verlauf der Linsenluxation nicht vorhersagbar ist, sollten regelmäßig eine Kontrolle der Brillenstärke, eine Untersuchung mit Weitstellung der Pupille und eine Fotodokumentation erfolgen. Die sog. okuläre Wellenfrontanalyse als Spezialuntersuchung kann ebenfalls sehr exakt Hinweise auf das Voranschreiten der Verformung der natürlichen Linse durch eine weitere Zonulafunktionsschwäche geben. Aufgrund der häufig vorkommenden Achsenmyopie, also einem verstärkten Längenwachstum des Auges, sollten regelmäßige Netzhautuntersuchungen zum Ausschluss von Degenerationen erfolgen. Durch eine deutliche Verdickung der natürlichen Linse, aber auch bei Linsenlosigkeit nach einer Operation oder bei Kunstlinsenstatus kann es zu »Grünem Star«, dem Glaukom kommen, weshalb Augendruckkontrollen und Sehnervenanalysen bedeutend sind. Wichtig ist eine ausführliche Aufklärung der Patienten über die möglichen Symptome bei voranschreitender Linsenluxation oder dem Verlust der natürlichen Linse in den Glaskörper oder auch über die Symptome bei Netzhautablösung und Glaukom, um ggf. nicht wertvolle Zeit bis zum Einleiten einer entsprechenden Therapie zu verlieren.

17.3 Chirurgische Erläuterungen

Als chirurgische Maßnahme ist die Katarakt-Operation, bzw. die Operation der subluxierten Linse, hervorzuheben. Die Indikationsstellung zur Chirurgie sollte immer gemeinsam mit dem Patienten nach ausführlicher Aufklärung erfolgen. Bei drohendem Verlust der Linse in den Glaskörperraum besteht immer eine zwingende Notwendigkeit zur Operation. Die Operation ist aber auch angeraten, wenn sich durch eine zunehmende Veränderung der Linse die Bildqualität verschlechtert, Doppelbilder auftreten oder die Augen einen zu großen Unterschied in der Brillenstärke entwickeln, welche im Gehirn zu Problemen in der Bildverarbeitung führen kann.

Grundsätzlich müssen wir bzgl. der Operation zwei Gruppen von Patienten unterscheiden und zwar die Patienten mit Linsenverlagerung oder Linsenkolobom und die Gruppe ohne Veränderung. Die Patienten ohne Veränderungen werden erst bei Auftreten einer meist altersbedingten Linsentrübung, also später operiert. Bei dieser Gruppe ist, auch im Vergleich zu gesunden Patienten, nicht mit erhöhten Komplikationen zu rechnen. In der Regel erhalten diese Patienten auch den gleichen Kunstlinsentyp wie bei der Standardoperation des Grauen Stars.

Zum besseren Verständnis erläutern wir hier die möglichen Formen der Kunstlinsenimplantation und ihre Verwendung beim Marfan-Syndrom.

Die Standardlinse heutzutage ist die sog. kapselsackfixierte Kunstlinse. Bei der Operation wird angestrebt den Kapselsack, die natürliche Hülle der Linse, und die Zonulafasern zu erhalten. Die Kunstlinse wird dann in diese Hülle implantiert. Dies kommt der natürlichen Situation am nächsten und wird in der Regel bei allen Patienten ohne Linsenverlagerung erfolgen. Bei einer Verlagerung der Linse kann heute durch spezielle Kapselspannringe, welche an der Lederhaut des Auges angenäht werden, der Kapselsack in vielen Fällen erhalten werden und eine Linse in diesen implantiert werden. Falls der Kapselapparat nicht mehr erhalten werden kann, da die Linse zu weit verlagert ist oder Komplikationen auftreten, kann eine Kunstlinse auch an der Regenbogenhaut hinter der Pupille festgeklippt werden. Außerdem können sog. Vorderkammerlinsen benutzt werden. Diese werden mit speziellen Bügeln im Kammerwinkel gestützt, sollten aber wegen möglicher Langzeit-Komplikationen an der Hornhaut ggf. nur bei älteren Patienten eingesetzt werden. Bei einer normalen Linsensituation ohne Verlagerung der natürlichen Linse oder Schwäche des Aufhängeapparates kann heute auch bei Patienten mit Marfan-Syndrom über die Implantation von Speziallinsen nachgedacht werden. Diese sog. Multifokallinsen können gleichzeitig ein Sehen in der Ferne und der Nähe und somit eine weitreichende Brillenunabhängigkeit ermöglichen.

17.3.1 Überlegungen zur Vorbereitung der Operation

Vor der Operation ist heute eine ausgedehnte Diagnostik zu empfehlen. Hierzu gehört neben den oben erwähnten Basisuntersuchungen noch die Biometrie. Bei dieser Untersuchung wird die Achslänge des Auges, die Brechkraft der Hornhaut und die Tiefe der vorderen Augenkammer ermittelt und daraus dann die Brechkraft der zu implantierenden Kunstlinse, da diese bei jedem Auge unterschiedlich ist. Außerdem sollte die Stelle des schärfsten Sehens mit der optischen Kohärenztomographie (OCT) untersucht werden. Damit können Erkrankungen ausgeschlossen werden, welche beim Untersuchen der Netzhaut sonst nicht oder nur schwer sichtbar werden. Diese Informationen haben Einfluss auf die zu erwartende Prognose. Ist die OCT-Untersuchung unauffällig, so ist nach der Operation in der Regel mit einer sehr guten Sehschärfe zu rechnen. Zeigen sich dort z. B. altersbedingte Veränderungen, so ist die Prognose für einen Anstieg der Sehschärfe vermindert. Wissen der Patient und der Arzt bereits vor einer Operation über eine solche Minderung der Prognose, so sind unerfreuliche postoperative Enttäuschungen reduziert. Bei Patienten mit Grünem Star sollte zusätzlich eine Sehnervenvermessung und auch eine Gesichtsfelduntersuchung vor der Operation als Standard anzusehen sein.

Die Operation an der Augenlinse kann heutzutage in der Regel ambulant erfolgen. Nur bei deutlich erhöhtem intraoperativem Komplikationsrisiko bzgl. z. B. Blutungen oder Augendruckerhöhungen würden wir heute noch zu einem stationären Aufenthalt raten. In der Gruppe der Patienten ohne Verlagerung der Linse kann sicherlich immer eine ambulante Operation durchgeführt werden.

17.3.2 Zeitpunkt der Operation

Wir empfehlen heute mit einer Operation nicht mehr so lange zu warten, da durch den Einsatz von modernen Hilfsmitteln wie Kapselspannringen, die an der Lederhaut (Sklera) fixiert werden, ein Erhalt des Kapselapparates und eine Einführung der Kunstlinse in den vorhandenen Kapselsack in vielen Fällen möglich ist. Falls der Zonulaapparat zu stark geschwächt ist, droht immer die Gefahr, dass der Kapselsack nicht mehr zu erhalten ist und eine vollständige Sklerafixation, Irisfixation oder Vorderkammerlinsenimplantation notwendig wird.

Wichtige Überlegungen gelten vor der Operation der allgemeinen Medikamenteneinnahme der Patienten. Bei Patienten ohne erhöhtes Risiko von Komplikationen können alle Medikamente weitergenommen werden. Auch die gerinnungshemmenden Medikamente wie ASS oder Marcumar® dürfen normal weiter eingenommen werden. Besteht eine Linsenluxation und es ist geplant z. B. eine Kunstlinse einzunähen, so sollte eine Umstellung auf ggf. z. B. Heparin erfolgen, um einem erhöhten Blutungsrisiko entgegenzuwirken. Dies sollte natürlich in Rücksprache mit dem behandelnden Hausarzt oder Internisten erfolgen. Nach der Operation kann ggf. zügig wieder eine Umstellung auf die eigene Standardtherapie erfolgen.

17.3.3 Die Operation

Die Betäubung des Auges erfolgt heute in der Regel lokal. Es werden bei Standardoperationen, auch gerade wenn blutverdünnende Medikamente verabreicht werden, nur betäubende Augentropfen als sog. topische Anästhesie verabreicht. Die Schmerzwahrnehmung wird dadurch ausgeschaltet ohne die Beweglichkeit und die Sehschärfe zu beeinflussen. Der Patient verlässt also sehend ohne Verband den Operationssaal. Dieses wird von vielen Patienten als sehr angenehm und psychologisch als positiv bewertet. Eine weitere Form der lokalen Betäubung stellen lokale Injektionen neben das Auge dar. Diese parabulbäre Spritze wird meist während eines sog. »Kurzschlafes« durchgeführt. Hierfür wird ein kurzwirksames Schlafmittel injiziert. Der Patient sieht und spürt von der Spritze folglich nichts. Vollnarkosen werden nur in ganz seltenen Fällen, sicher unter 1 % der Operationen notwendig. Zumeist wenn der Patient sonst nicht richtig kooperieren kann.

17.3.4 Erläuterungen zu modernen Operationsverfahren

Bevor eine Kunstlinse implantiert werden kann, muss die vorhandene Linse entfernt werden. Das geschieht durch das Zertrümmern und Absaugen der Linse mit Ultraschall (Phakoemulsifikation) (◘ Abb. 17.2). Zu diesem Zweck wird eine Sonde in das Auge eingeführt, die diese Aufgaben übernimmt.

Seit kurzem wird auch der Femtolaser (FLACS) bei luxierten Linsen eingesetzt. Wir führten mit dem LENSAR Femtolaser im Februar 2013 weltweit die erste Operation bei MFS erfolgreich durch. Diese neuartige Alternative zu der traditionellen Phakoemulsifikation findet weltweit zunehmend Verbreitung. FLACS kann mögliche Probleme der traditionellen Operationstechnik weiter reduzieren. Bei der Einführung einer neuen Technologie in der Medizin ist es von größter Bedeutung, dass das Verfahren sicher und vorhersehbar ist und auch einen wirklichen Vorteil gegenüber bestehenden Techniken darstellt. Das Femto-assistierte Verfahren wurde bereits bei über 1500 Augen durchgeführt und es zeigten sich keine schwerwiegenden Komplikationen. Zahlreiche Veröffentlichungen, u. a. die Multi-Center FLACS-Studie der Europäischen Gesellschaft für Catarac- und Refraktive Chirurgie haben die Sicherheit und die hohe Reproduzierbarkeit dieses Verfahrens gezeigt. Bei der FLACS-Operation wird das Auge an einen hochmodernen Laser mit speziellem Kamerasystem angeschlossen. Diese Prozedur

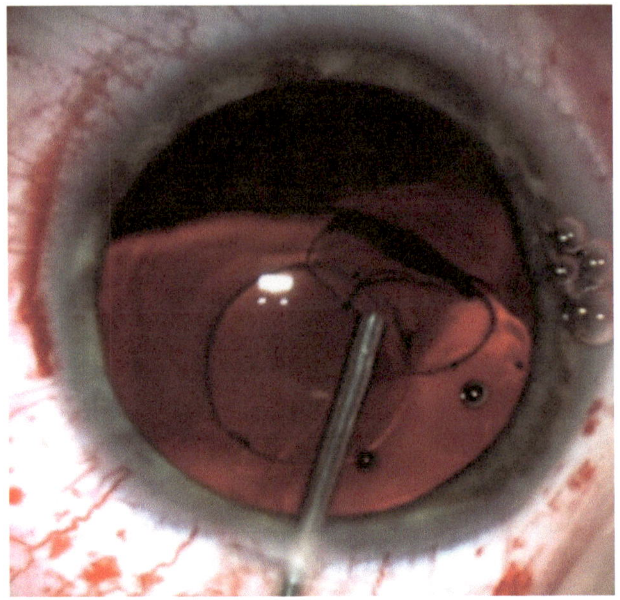

Abb. 17.2 Absaugen der subluxierten Linse

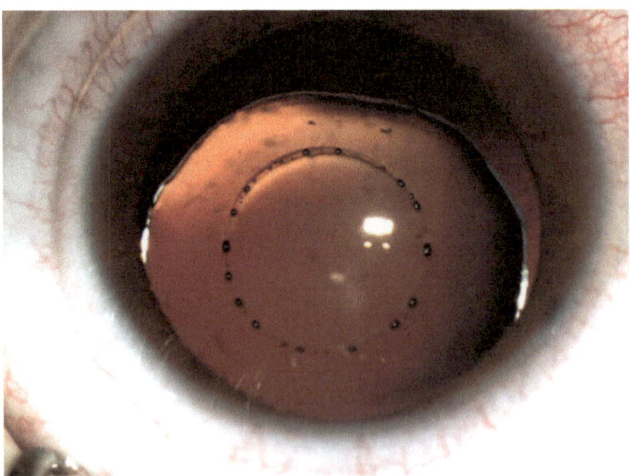

Abb. 17.3 Laserassistierte Eröffnung der Linsenkapsel

dauert durchschnittlich 2–2,5 Min. zusätzlich. Das Imaging-System erstellt eine 3D-Rekonstruktion des vorderen Augensegments, nach dem dann der zuvor vom Operateur festgelegte Behandlungsplan vom Laser hochpräzise durchgeführt wird.

Durch den Einsatz des Lasers kann die Eröffnung der Linsenkapsel ohne weiteren mechanischen Stress auf den Aufhängeapparat berührungsfrei durchgeführt werden, worin ein großer Vorteil liegt, denn die Zonulafasern werden weniger belastet (**Abb. 17.3**). Außerdem wird die Linse durch den Laser in kleine Teile zerschnitten. Diese »Verflüssigung« hat den Effekt, dass

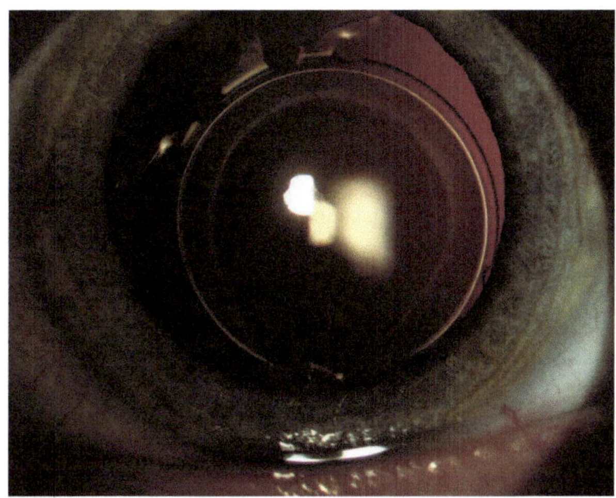

Abb. 17.4 Lintarokularlinse im Kapselsack nach Sklerafixation eines stabilisierenden Ringes

der Inhalt der Linse noch schonender abgesaugt werden kann. Mittlerweile führen wir diese Operationstechnik standardmäßig bei allen Marfan-Patienten durch.

Bei luxierten Linsen wird der Kapselapparat durch einen zusätzlich implantierten Spannring stabilisiert (**Abb. 17.4**). Dieser wird an der Lederhaut mit Nähten fixiert. Durch die Linsenoperation wird nicht nur die Luxation therapiert, sondern auch die oftmals hochgradige Myopie und der sog. lentogene (linsenbedingte) Astigmatismus behoben. Als Nebeneffekt wird die Fehlsichtigkeit deutlich normalisiert. Hierdurch kann die bei Patienten mit MFS oftmals beeinträchtigte Lebensqualität durch Verbesserung des Sehens deutlich optimiert werden. Da bei rechtzeitiger Indikationsstellung in der Regel der Kapselsack erhalten werden kann, sollte eine postoperative Linsenlosigkeit heute nur noch die Ausnahme darstellen. Eigene wissenschaftliche Befragungen von Patienten haben gezeigt, dass in der Vergangenheit gerade die Netzhautablösung bei Linsenlosigkeit gehäuft und mit einem schlechten funktionellen Ergebnis auftrat.

17.3.5 Intra- und postoperative Komplikationen

Bei richtiger Planung, rechtzeitiger Operation und Durchführung durch einen erfahrenen Operateur sowie optimalerweise unter Verwendung des Femtolasers, sind die Komplikationsmöglichkeiten bei Marfan-Patienten im Rahmen der Linsenchirurgie nicht wesentlich erhöht. Das Risiko einer schwerwiegenden Infektion mit nachfolgender hochgradiger Sehminderung ist durch Gabe von intraoperativen Antibiotika auch als sehr gering anzusehen (1:10.000). Bei stark kurzsichtigen und Patienten mit einer Luxation der Linse sollten die Kontrollen aber postoperativ engmaschig erfolgen.

Körperliche Belastungen nach der Operation können in der Regel sehr zeitnah wieder erfolgen. So können z. B. Patienten ihre Krankengymnastik bei Erkrankungen der Wirbelsäule oder Kardiosport wieder schnell aufnehmen. Postoperativ sind insbesondere in den ersten vier Wochen regelmäßige Kontrollen erforderlich. Die Therapie besteht in der Gabe von Augentropfen mit Kortison und Antibiotika.

17.4 Fazit

Dem Augenarzt kommt bei der Erkennung des MFS bei Patienten mit Linsenluxation eine bedeutende Rolle zur Weichenstellung der weiteren Diagnostik und ggf. Therapieeinleitung zu. Hierdurch können häufig schon im jungen Erwachsenenalter vital bedrohliche Krankheitsbilder erkannt und behandelt werden. Durch regelmäßige Kontrollen und adäquate chirurgische Therapie insbesondere der Linsenluxation, kann langfristig auch eine gute Sehqualität und somit Lebensqualität der Patienten mit MFS erhalten bleiben.

Veränderungen im hinteren Augenabschnitt

Karsten Klabe, Hakan Kaymak

18.1 Welche Veränderungen des hinteren Augenabschnittes treten bei Marfan Patienten auf? – 100

18.2 Kann ich selbst eine Netzhautablösung erkennen? – 101

18.3 Wie soll ich mich bei Auftreten von Symptomen verhalten? – 102

18.4 Welche ähnlichen Störungen gibt es in diesem Zusammenhang – 102

18.5 Wie wird ein Netzhautloch behandelt? – 102

18.6 Wie wird eine Netzhautablösung behandelt? – 103
18.6.1 Plomben-OP, Cerclage (Umgürtung) – 103
18.6.2 Vitrektomie – 103

18.7 Wie muss ich mich nach einer Netzhautoperation verhalten? – 104

18.8 Besteht ein Risiko für das andere Auge, ebenfalls eine Netzhautablösung zu erleiden? – 105

18.9 Kann ich eine Netzhautablösung prophylaktisch behandeln oder durch Veränderung meiner Lebensumstände verhindern? – 105

Marfan Hilfe (Deutschland) e.V. (Hrsg.), *Das Marfan-Syndrom*,
DOI 10.1007/978-3-662-53259-1_18, © Springer-Verlag GmbH Deutschland 2017

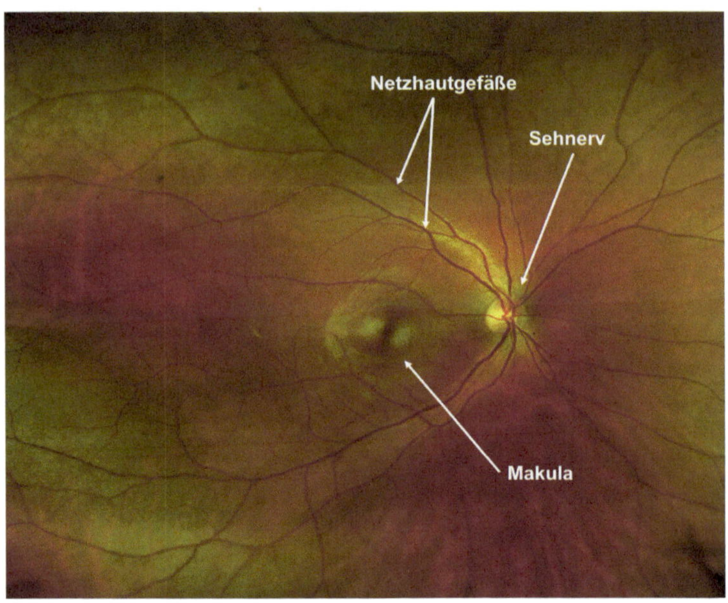

Abb. 18.1 Netzhaut normalsichtiges Auge

Der hintere Augenabschnitt bezeichnet die Strukturen des Auges, die hinter der Linse gelegen sind. Zu diesen gehören der Glaskörper, die Netzhaut, die Aderhaut und der Sehnerv sowie als umgebene Hülle die Lederhaut.

Die Netzhaut stellt die lichtsensible Struktur des Auges dar und leitet sich direkt aus dem Nervengewebe des Gehirns ab. In der Netzhaut wird das durch Hornhaut, Linse und Glaskörper einfallende Licht in elektrische Impulse umgewandelt und über den Sehnerven an die Sehrinde des Gehirns weitergeleitet.

Die Netzhaut kleidet dabei den gesamten Augenhintergrund aus und wird durch die Netzhautgefäße und die darunterliegende Aderhaut ernährt (**Abb. 18.1**).

18.1   Welche Veränderungen des hinteren Augenabschnittes treten bei Marfan Patienten auf?

Durch die zugrundeliegende Störung des Bindegewebes, zu dem auch die Lederhaut des Auges gehört, kommt es zu einem verstärkten Längenwachstum des Auges.

Dieses Längenwachstum führt zum einen zu einer häufig ausgeprägten Kurzsichtigkeit (Achsenmyopie) und zum anderen zu einer Dehnung der Netzhaut. Dabei können sich dünne Stellen der Netzhaut (äquatoriale Degenerationen) sowie Netzhautlöcher bilden (**Abb. 18.2**).

Ein weiterer Risikofaktor für die Bildung von Netzhautlöchern ist eine Verlagerung des Glaskörpers bei einer verschobenen Linse in den vorderen Augenabschnitt (Glaskörperprolaps, Glaskörperinkarzeration). Dadurch entsteht ein Zug auf die anhaftende Netzhaut, der zur Lochbildung führen kann.

Die häufigste Folge der Bildung eines Netzhautloches ist eine Netzhautablösung.

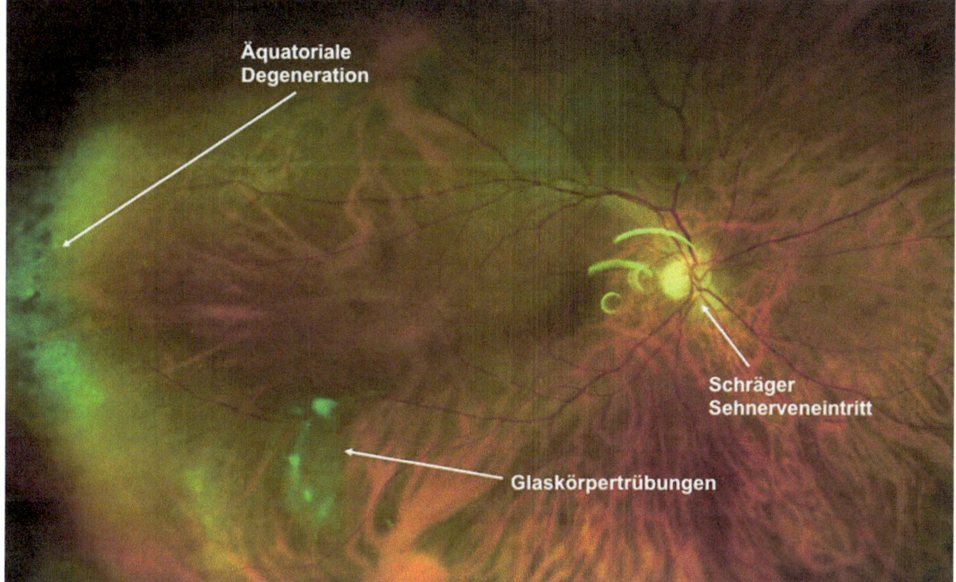

◘ Abb. 18.2 Kurzsichtiges Auge

Das Risiko einer Netzhautablösung bei Patienten mit einem Marfan-Syndrom ist etwa um den Faktor 1000 erhöht. Während das Risiko im Bevölkerungsdurchschnitt etwa 0,01 % beträgt, liegt die Wahrscheinlichkeit beim Marfan-Syndrom zwischen 10 % bei Augen mit eigener Linse und zwischen 11 und 16 % nach Entfernung der verschobenen (luxierten) Linse.

18.2 Kann ich selbst eine Netzhautablösung erkennen?

Da die Netzhaut keinerlei Schmerzrezeptoren hat verursacht eine solche keinerlei Schmerzen. Durch den Zug des Glaskörpers kommt es zu einer Irritation der Netzhaut, die sich in der Wahrnehmung von *Lichtblitzen* äußert. Weiterhin kann es durch den Einriss von kleinen Blutgefäßen (Kapillaren) zu Blutungen in den Glaskörperraum kommen. Diese werden dann als dunkle *Rußflocken* sichtbar. Bildet sich in Folge eines Netzhautloches eine Netzhautablösung, kann dies als zunehmender dunkler *Schatten* vergleichbar einem fallenden Theatervorhang wahrgenommen werden. Diese Abschattung des Sehfeldes beginnt stets außen und schreitet zur Stelle des schärfsten Sehens (Makula) fort.

Allerdings verschlechtert sich die Sehschärfe erst mit Überschreiten der Makula.

Liegt eine Netzhautablösung mit Beteiligung der Stelle des schärfsten Sehens länger als 48 Stunden vor, kommt es zu einer dauerhaften Einschränkung der Sehfunktion, auch wenn die Netzhautablösung erfolgreich behandelt wird. Daher ist eine frühzeitige Diagnosestellung und Einleitung der Therapie von so großer Bedeutung.

18.3   Wie soll ich mich bei Auftreten von Symptomen verhalten?

Bei Auftreten von Blitzen, Rußflocken oder Schattenwahrnehmung sollte innerhalb der folgenden 24 Stunden eine Untersuchung des Augenhintergrundes erfolgen. Zeigen sich hier keine Netzhautlöcher oder eine Ablösung, sollte der Befund bei anhaltenden Symptomen nach 3–4 Wochen erneut kontrolliert werden.

Bei einer Verstärkung der Symptome ist erneut nach ca. 24 Stunden eine Kontrolle des Befundes angezeigt.

18.4   Welche ähnlichen Störungen gibt es in diesem Zusammenhang?

Zu unterscheiden sind diese Symptome von Glaskörpertrübungen (Mouches volantes, Floater), die ebenfalls bei Marfan-Patienten auftreten können. Diese Erscheinungen stellen natürliche Altersveränderungen des Glaskörpers dar und besitzen keine Korrelation zu einer Netzhautablösung. Dennoch werden sie von vielen Betroffenen als störend empfunden.

Eine Therapie von Glaskörpertrübungen ist in aller Regel nicht notwendig und ist keinesfalls ein augenärztlicher Notfall. Bei Einschränkung des Sehvermögens durch sehr dichte Glaskörpertrübungen können diese heute mit einem Laser (Vitreolyse) oder in wenigen Ausnahmefällen durch eine operative Entfernung des Glaskörpers (Vitrektomie) beseitigt werden.

18.5   Wie wird ein Netzhautloch behandelt?

Einer Netzhautablösung geht zumeist die Bildung eines Netzhautloches voraus. Dabei hat sich zwar ein Riss der Netzhaut gebildet, diese liegt aber der Unterlage noch an. Diese Tatsache ermöglicht es, das Netzhautloch mit einer nichtinvasiven Laserbehandlung oder Vereisungstherapie zu behandeln.

Da das Loch an sich nicht verschlossen werden kann, wird mit einem Laser ein Narbenriegel um das Loch herum erzeugt. Die Laserbestrahlung führt zu einer lokalen Narbenbildung der Netzhaut mit der darunterliegenden Aderhaut, wodurch der Flüssigkeitsstrom aus dem Glaskörperraum unter die Netzhaut unterbrochen wird.

Da die Netzhautlöcher zumeist in der peripheren (äußeren) Netzhaut entstehen, sind weder Loch noch Lasernarbe für den Betroffenen sichtbar. Für die Laserbehandlung wird ein Kontaktglas auf das Auge gesetzt, um den Laserstrahl exakt an die gewünschte Stelle zu lenken. Dies geschieht unter einer Oberflächenbetäubung des Auges und ist mit modernen Lasersystemen nicht schmerzhaft.

In Ausnahmefällen (sehr weit peripher gelegenes Netzhautloch oder eine lokale Blutung, die den Durchtritt des Laserstrahls behindert) kann die Stelle des Loches von außen vereist werden. Dabei entsteht in diesem Falle durch Kälteeinwirkung (ca. -80 °C) ebenfalls eine lokale Narbe um das Foramen. Auch diese Behandlung erfolgt in der Regel schmerzfrei unter örtlicher Betäubung (□ Abb. 18.3).

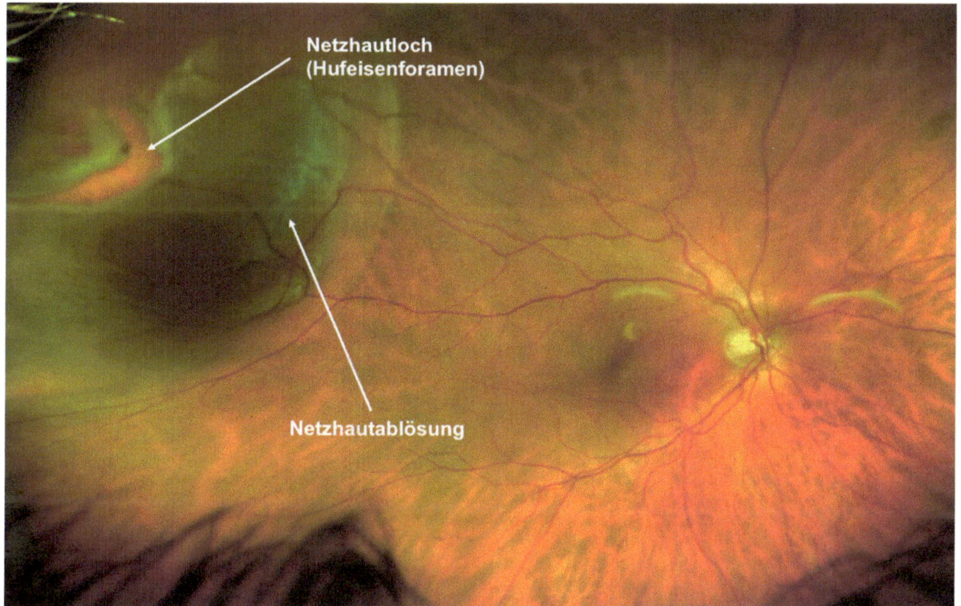

◘ **Abb. 18.3** Zustand nach Laserbehandlung eines Netzhautforamens

18.6 Wie wird eine Netzhautablösung behandelt?

Bei der Behandlung einer Netzhautablösung stehen zwei verschiedene Verfahren zur Verfügung, die ggf. kombiniert werden können.

18.6.1 Plomben-OP, Cerclage (Umgürtung)

Bei einer begrenzten Netzhautablösung, einem einzelnen Netzhautloch oder einer lokal begrenzten Lochgruppe kann durch Eindellung des Auges von außen das Netzhautloch tamponiert werden. Zusätzlich wird das Netzhautloch mit einem Kälteherd verschweißt.

Bei der Plomben-/Cerclage-Op wird zunächst die Bindehaut des Auges eröffnet. Anschließend wird das Netzhautloch durch Eindellen des Augapfels lokalisiert. Entweder wird nun ein Kunststoffschwämmchen über dem Loch mit einer Naht fixiert oder ein Silikonband im Bereich des Augenäquators um das Auge geschlungen und gestrafft. Dadurch entsteht eine Eindellung des Augapfels, die die Netzhautforamen tamponiert. Die folgende Kälteverschweißung vernarbt das Foramen.

18.6.2 Vitrektomie

Da zusätzlich zu einem erhöhten Risiko einer Netzhautablösung auch eine Verlagerung der Linse aufgrund des gelockerten Aufhängeapparates bei Patienten mit Marfan-Syndrom regelmäßig auftritt, besteht die Gefahr einer Verlagerung und/oder Einklemmung des Glaskörpers.

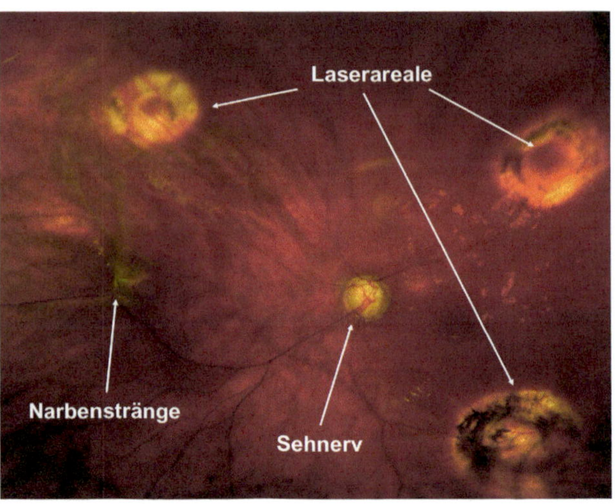

Abb. 18.4 Zustand nach Vitrektomie mit Öltamponade bei Marfan-Syndrom

Dadurch werden Zugkräfte auf die Netzhaut verursacht, die eine Netzhautablösung fördern können.

Bei der Vitrektomie wird der Glaskörper mit Hilfe eines Schneidesystems (Cutter) entfernt. Dabei werden heute im Bereich der Lederhaut kleine Trokare (Führungsröhrchen) in das Auge eingesetzt. Über diese Trokare wird eine Infusion angeschlossen sowie mit einer Lichtsonde und dem Cutter in den Glaskörperraum eingegangen. Durch die Entfernung des Glaskörpers wird die Netzhaut entspannt und lässt sich wieder auf der Unterlage fixieren. Dabei wird die Flüssigkeit unter der Netzhaut abgesaugt und das Auge mit sterilem Gas oder Silikonöl gefüllt (Endotamponade). Die Netzhautlöcher werden anschließend mit einem Laser (Endolaser) verschweißt. Der Vorteil der Vitrektomie ist, dass hier auch Narbenstränge und Netzhautmembranen entfernt werden, die sonst das Risiko einer erneuten Netzhautablösung erhöhen.

Wenn das Auge mit einem sterilen Gas gefüllt wird, baut sich dieses über eine Zeit von 2–3 Wochen ab und wird durch Kammerwasser ersetzt. Somit bleibt die Stabilität des Augapfels erhalten.

Wird Silikonöl als Tamponade verwendet, so muss dieses nach Stabilisierung der Netzhautablösung in einem zweiten Eingriff entfernt werden. Öl wird vor allem bei Befunden eingesetzt, die eine langfristige innere Stabilisierung benötigen. In Einzelfällen kann das Silikonöl lebenslang belassen werden (**Abb. 18.4**).

18.7   Wie muss ich mich nach einer Netzhautoperation verhalten?

Bis auf eine Abheilungsphase von ca. 4–6 Wochen, in denen regelmäßig heilungsfördernde Augentropfen / Augensalben genommen werden, bestehen nach einer erfolgreichen Netzhautoperation keine Einschränkungen hinsichtlich körperlicher Belastung. Einschränkungen im Alltag wie zum Beispiel das Führen eines Fahrzeuges hängen davon ab, wie gut sich die Sehschärfe nach der erfolgten Operation erholt.

18.8 Besteht ein Risiko für das andere Auge, ebenfalls eine Netzhautablösung zu erleiden?

Tatsächlich ist das Risiko für eine Netzhautablösung am Partnerauge erhöht. Wenn auf einem Auge eine Netzhautablösung aufgetreten ist, kommt es in einem Drittel der Fälle auch zu einer Netzhautablösung am zweiten Auge. Daher sind bei betroffenen Patienten regelmäßige Netzhautkontrollen sinnvoll (ca. alle 6 Monate) um Vorstufen einer Netzhautlochbildung (Netzhautdegenerationen) frühzeitig zu erkennen und zu behandeln (Laserkoagulation).

18.9 Kann ich eine Netzhautablösung prophylaktisch behandeln oder durch Veränderung meiner Lebensumstände verhindern?

Das Auftreten einer Netzhautablösung ist bei Patienten mit dem Marfan-Syndrom durch den kurzsichtigen Bau des Auges und das Auftreten einer Linsenverlagerung begünstigt. Beide Faktoren lassen sich weder durch körperliche Schonung noch durch Umstellung von Ernährung oder Veränderung der Sehgewohnheiten (viel Bildschirmarbeit, Lesen usw.) beeinflussen.

Eine Prophylaxe ist nicht möglich. Die Augen sollten regelmäßig vom Augenarzt inklusive der Untersuchung des Augenhintergrundes geprüft werden. Bestehen keine Symptome wie Blitze, Schleiersehen oder Auftreten von Rußflocken reicht eine Kontrolle einmal jährlich.

Werden bei der augenärztlichen Untersuchung Netzhautdegenerationen festgestellt, können diese mit einer Laserbehandlung gesichert werden. Dennoch kann auch bei Augen nach einer Laserung eine Netzhautablösung auftreten.

Auch wenn das Risiko von Netzhautablösungen bei Marfan-Patienten deutlich erhöht ist, kann heute bei rechtzeitiger Diagnose und bei den zur Verfügung stehenden modernen Behandlungsmethoden ein gutes Sehvermögen in den meisten Fällen erhalten werden.

Die Basis dafür sind regelmäßige augenärztliche Kontrolle und eine unverzügliche Vorstellung bei Spezialisten beim Auftreten von Symptomen.

Glaukom

Florian Rüfer

19.1   Schadensmechanismus   – 108

19.2   Ursache des erhöhten Augeninnendrucks   – 108

19.3   Symptome bei Glaukom   – 109

19.4   Glaukom beim Marfan-Syndrom   – 109

19.5   Behandlungsmöglichkeiten   – 109

Marfan Hilfe (Deutschland) e.V. (Hrsg.), *Das Marfan-Syndrom*,
DOI 10.1007/978-3-662-53259-1_19, © Springer-Verlag GmbH Deutschland 2017

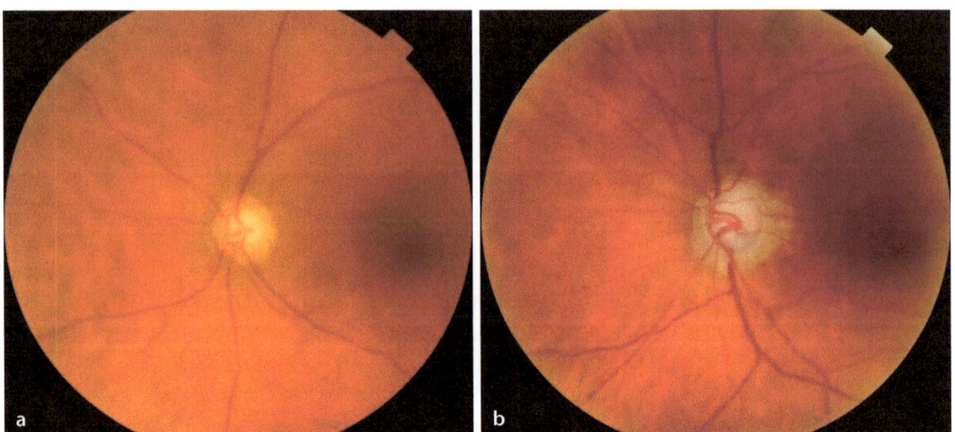

□ Abb. 19.1 Aufnahme vom Augenhintergrund mit Netzhaut, Netzhautgefäßen und Papille. **a)** Gesunde Papille. In der Mitte der Papille ist weißlich eine Ausbuchtung zu sehen, die ca. 50 – 60% ihrer Fläche ausmacht. **b)** Papille bei fortgeschrittenem Glaukom. An den abknickenden Gefäßen am Rand der Papille wird eine große Ausbuchtung sichtbar, die fast die ganze Fläche einnimmt. Die Papille wirkt weniger rosig und ist blass, was auf einen fortgeschrittenen Verlust von Nervenfasern hindeutet. Ein solch fortgeschrittener Befund kann sich über Jahre erhöhten Augeninnendrucks allmählich ausbilden

19.1   Schadensmechanismus

Ein Glaukom (= grüner Star) ist eine Erkrankung, die nicht nur beim Marfan-Syndrom, sondern auch unabhängig davon auftreten kann. Etwa 2 % der Bevölkerung haben ein Glaukom, was es weltweit zur zweithäufigsten Erblindungsursache macht. Allen Glaukomformen gemeinsam ist, dass es durch einen individuell zu hohen Augeninnendruck zu einer Schädigung am Sehnerv kommt. Die Schädigung tritt vor allem da auf, wo der Sehnerv ins Auge eintritt. Das ist der Bereich der Sehnervenscheibe (= Papille). Im Bereich der Papille kann das im Vergleich zur sonstigen Augenwand weichere Nervengewebe einem erhöhten Augeninnendruck mechanisch am wenigsten entgegensetzen. Dadurch kann es zu einer Ausbuchtung des Sehnervs kommen (□ Abb. 19.1). Weitere Einflussfaktoren für eine Sehnervenschädigung können genetische Faktoren, medikamentöse Einflüsse oder Durchblutungsstörungen sein. Bei den meisten gesunden Augen beträgt der Augeninnendruck ca. 10–20 mmHg. Allerdings ist es individuell sehr unterschiedlich, bei welchem Druck eine Schädigung auftreten kann. So kann es in einigen Fällen auch bei scheinbar normalen Druckwerten (»Normaldruckglaukom«) schon zu einer Verschlechterung kommen. Umgekehrt gibt es auch Fälle, wo Druckwerte bis 25 mmHg für das Auge langfristig unproblematisch sind, was dann als ‚okuläre Hypertension' bezeichnet wird.

19.2   Ursache des erhöhten Augeninnendrucks

Das Auge ist zum größten Teil mit körpereigener durchsichtiger Flüssigkeit (= Kammerwasser) gefüllt. Das Kammerwasser dient zum einen der Ernährung der durchsichtigen Bestandteile des Auges, die keine eigene Blutversorgung haben, weil sie sonst nicht mehr durchsichtig wären. Das sind die vordere Augenwand (= Hornhaut) und die Linse. Zum anderen hält das Kammerwasser das Auge in seiner regelmäßigen runden Form und muss ständig erneuert werden, damit es durchsichtig bleibt. Aus diesem Grund wird im Auge ständig neues Kammerwasser nachgebildet. Kommt es nun im Bereich des Kammerwinkels zu einer Abflussblockade und damit zu einem Rückstau, dann steigt der Augeninnendruck an. In der Mehrheit der Fälle sind Alterungsvorgänge im Porenwerk des Kammerwinkels die Ursache für eine Abflussblockade, es gibt jedoch auch zahlreiche weitere Ursachen.

19.3   Symptome bei Glaukom

Ein Glaukom bleibt für viele Patienten oft lange unentdeckt. Das liegt zum einen daran, dass eine leichte Druckerhöhung auf 25–30 mmHg in den meisten Fällen nicht schmerzhaft ist. Zum anderen werden zuerst die Sehnervenfasern des äußeren Sichtfeldes (= Gesichtsfeld) geschädigt. Die Stelle des schärfsten Sehens ist erst im Endstadium mitbetroffen. Auch fortgeschrittene Gesichtsfeldausfälle werden oft nicht bemerkt, solange der Bereich durch das zweite Auge mit abgedeckt wird. Bei sehr fortgeschrittenen Ausfällen kann häufiges Stolpern, eine Gangunsicherheit oder eine fehlende Orientierungsfähigkeit im Raum darauf hindeuten. Bei seltenen Glaukomformen, auch in Einzelfällen beim Marfan-Syndrom, wenn Druckwerte von 40–70 mmHg vorliegen, können auch sehr schwerwiegende Beschwerden auftreten: Vernichtende Kopfschmerzen auf der betroffenen Seite, Übelkeit, Erbrechen und eine lichtstarre, mittelweite Pupille können wichtige Verdachtsmomente liefern. In solchen Fällen sollte sofort eine Augenklinik aufgesucht werden. Es besteht akute Erblindungsgefahr.

19.4   Glaukom beim Marfan-Syndrom

Angaben über die Häufigkeit eines Glaukoms beim Marfan-Syndrom variieren in der Literatur zwischen etwa 2 % und 30 % und sind stark von der jeweiligen Methodik abhängig. Ab dem 40. Lebensjahr scheint es deutlich häufiger vorzukommen. In Familien, bei denen ein Marfan-Syndrom von einem Glaukom begleitet wird, ist die Wahrscheinlichkeit für ein Glaukom auch bei den anderen Familienmitgliedern erhöht. Insgesamt gibt es eine Vielzahl von möglichen Ursachen für ein Glaukom beim Marfan-Syndrom. Am häufigsten scheint ein primäres Offenwinkelglaukom zu sein, das auch in der sonstigen Bevölkerung am häufigsten ist. Weitere schwerwiegende Formen können bei Verrutschen der Linse in die vordere Augenkammer oder bei Auflösung der Linse auftreten. Häufig sind Spätfolgen von anderen Augenoperationen die Ursache. Dabei scheint es insbesondere problematisch zu sein, wenn gar keine Linse mehr im Auge ist, oder wenn mehrfach aufgrund von Netzhautoperationen operiert werden musste. Auch weitere seltene Glaukomformen sind beim Marfan-Syndrom beschrieben, wobei bisher nicht klar ist, ob ein Zusammenhang mit dem Marfan-Syndrom besteht.

19.5   Behandlungsmöglichkeiten

Bei gering erhöhtem Augeninnendruck kann eine Therapie mit drucksenkenden Augentropfen erfolgen. Die Therapie ist dauerhaft nötig. Bei geplanter langjähriger Anwendung insbesondere bei jüngeren Menschen sollte von vornherein mit Augentropfen ohne Konservierungsmittel begonnen werden. Sind verschiedene Augentropfensorten nicht verträglich oder nicht ausreichend wirksam, dann können Laserverfahren eine Option sein. Wie tief der Augeninnendruck gesenkt werden muss, muss individuell vom Augenarzt festgelegt werden. Durch Verlaufsuntersuchungen (Augeninnendruck, Gesichtsfeld, Vermessungen der Nervenfaserschicht und der Papille) muss über Jahre herausgefunden werden, ob der Sehnerv unter der jeweiligen Therapie stabil bleibt. Neben den Laserverfahren sind inzwischen auch minimal invasive glaukomchirurgische Verfahren (MIGS) etabliert worden, die den natürlichen Abflussweg im Kammerwinkel verbessern. Stichworte sind Mikrostents, Trabectome oder HFDS. Bei stark erhöhtem Druck oder bei Linsenkomplikationen lässt sich in vielen Fällen ein individuell durch einen Spezialisten zu planendes operatives Vorgehen nicht vermeiden. Dabei kann es notwendig sein, an der Linse zu operieren oder einen Nebenabflussweg für das Kammerwasser zu schaffen. Welches Verfahren in Frage kommen kann, muss mit einem Glaukomchirurgen direkt geklärt werden.

Manifestation des Marfan-Syndroms am muskuloskelettalen System

Thomas Wirth

20.1 Allgemeines – 112

20.2 Skoliose – 113

20.3 Hüftgelenk – Protrusio acetabuli – 115

20.4 Fuß- und Zehendeformitäten – 117

20.5 Andere Gelenkveränderungen – 119

Literatur – 119

Marfan Hilfe (Deutschland) e.V. (Hrsg.), *Das Marfan-Syndrom*,
DOI 10.1007/978-3-662-53259-1_20, © Springer-Verlag GmbH Deutschland 2017

20.1   Allgemeines

Ein Hauptmanifestationsort des Marfan-Syndroms ist das muskuloskelettale System. Die generalisierte Affektion des Bindegewebes betrifft neben den Knochen auch Gelenke, Muskeln und Sehnen. Dies wird bereits durch das Erscheinungsbild eines typischen Patienten mit Marfan-Syndrom verdeutlicht: der Patient weist den klassischen, etwas dysproportionierten, Habitus des hochwüchsigen schlanken Patienten mit besonders langen Extremitäten und einem relativ kürzeren Rumpf auf (Dean 2007). Dieses Phänomen wird im Fachjargon Dolichostenomelie genannt. Eine weitere typische Veränderung sind die ungewöhnlich langen Finger oder Zehen, die als Spinnengliedrigkeit oder Arachnodaktylie bezeichnet wird (■ Abb. 20.1).

Die Bedeutung des Skelettsystems innerhalb der Phänomenologie des Marfan-Syndroms wird durch die Wertigkeit in den Gent-Kriterien deutlich, die zur Vereinfachung der klinischen Diagnosestellung des Marfan-Syndroms aufgestellt worden sind (De Paepe et al. 1996). Vier von neun pathologischen skelettalen Befunden genügen, um die Diagnose Marfan-Syndrom zu untermauern. Allerdings ist gerade die Ausprägung der muskuloskelettalen Befunde im Wachstumsalter so variabel, dass da die Gent-Kriterien nicht so zuverlässig anwendbar sind (Faivre et al. 2009). So haben über zwei Drittel der Patienten weniger als vier, und beinahe ein Fünftel nur ein oder zwei muskuloskelettale Kriterien aufzuweisen (Jones et al. 2007). In der revidierten Gent-Nosologie wurde deshalb das Skelettsystem zugunsten der Ectopia lentis und molekularbiologischen Diagnostik in seiner diagnostischen Wertigkeit herabgestuft, um erst ins Spiel zu kommen, wenn die Ektopia lentis nicht, aber die kardiologischen Befunde nachweisbar sind (Loeys et al. 2010). Der Vergleich beider Klassifizierungssysteme ergab eine bessere Untergliederungsmöglichkeit verschiedener Marfan-ähnlicher Syndrome und eine höhere Präzision in der Diagnostik von Kindern und Jugendlichen (Faivre et al. 2012). Das mittlere Alter einen Marfan-Patienten aufgrund seiner Befundkonstellation zu identifizieren beträgt sieben Jahre, 78 % werden vor dem zehnten Lebensjahr diagnostiziert, aber auch zehn Prozent erst nach dem 28. Lebensjahr und fünf Prozent nach einem tragischen medizinischen Ereignis (Jones et al. 2007).

Als die häufigsten pathologischen Veränderungen am Skelettsystem gelten das Auftreten einer Skoliose, die Vorwölbung der Hüftpfanne ins kleine Becken, die sog. Protrusio acetabuli und der Knick-Senk-Fuß mit Begleitdeformitäten der Zehen. Andere Befunde betreffen Veränderungen des Brustbeins (Pectus carinatum und Pectus excavatum) sowie das Wirbelgleiten

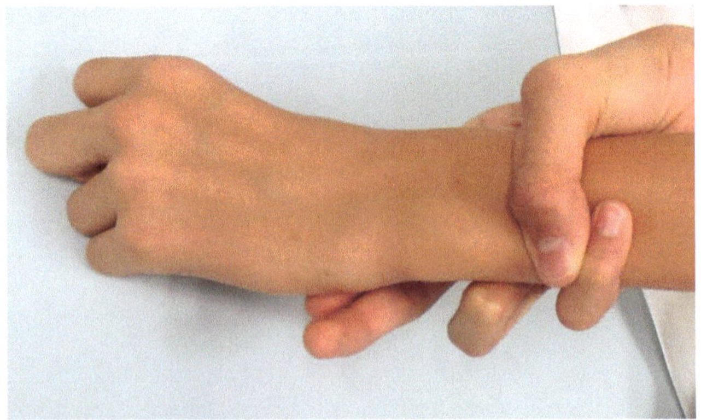

■ **Abb. 20.1** Walker-Murdoch-Zeichen: Fingerüberstand bei Umgreifen des Handgelenks

oder die gewohnheitsmäßige Ausrenkung der Kniescheibe (Patelladislokation). In einer Untersuchung von acht Marfan-Patienten zeigte sich eine hohe Variabilität der beschriebenen muskuloskelettalen Befunde: das obere-zu–untere-Segment-Verhältnis (ULSR), Handgelenk- und Daumen-Zeichen, reduzierte Ellbogenextension (< 170 °) und die Knick-Senk-Füße waren bei allen Patienten nachweisbar, eine Kielbrust bei fünf von acht, eine Trichterbrust in drei von acht, eine Protrusio acetabuli bei vier von acht und eine Skoliose > 20 Grad nur bei zwei von acht Patienten. Das heißt, dass die Zeichen, die eine Bandlaxizität dokumentieren, immer vorhanden waren, während nicht bei allen Patienten strukturelle Veränderungen eintreten (Al Kaissi et al. 2013).

20.2 Skoliose

In der Gent-Nosologie wurde die Skoliose als eine der Hauptkriterien einer muskuloskelettalen Manifestation des Marfan-Syndroms aufgeführt. Skoliosen treten bei Marfan-Patienten in einer Häufigkeit von 56–64% auf (Garreau de Loubresse et al. 2006; Robbins et al. 1975; Sponseller et al. 2010; Tallroth et al. 1995). Unter einer Skoliose versteht man die Seitverbiegung eines Wirbelsäulenabschnitts in der Frontalebene in Kombination mit einer Rotation der Wirbelkörper. Es können isoliert die Brust-, die Lendenwirbelsäule oder auch der Übergang zwischen Brust-und Lendenwirbelsäule betroffen sein. Kombinationen von Brust- und gegenläufiger Lendenwirbelsäulenskoliose (double major curve) kommen außerdem vor. Bei Patienten mit Marfan-Syndrom kommen aber auch ungewöhnliche Krümmungsmuster vor (Sponseller et al. 2000) und letztlich werden die meisten Skoliosen bei Marfan-Patienten als atypische Skoliosen eingestuft, wenn man die Kriterien der Scoliosis Research Society (SRS) zugrunde legt (Glard et al. 2008). Anders als bei der idiopathischen Skoliose des sonst Gesunden, die meist mit einem Flachrücken einhergeht, findet man bei der Marfan-Skoliose oft einen verstärkten Rundrücken (Sponseller et al. 1995). Wenn man die Skoliosen bei Marfan-Syndrom mit den idiopathischen Skoliosen der Jugendlichen vergleicht, kommen aber doch viele Ähnlichkeiten zu Tage. Glard et al. (2008) fanden bei einer exakten Analyse des seitlichen (sagittalen) Profils der Skoliosen, dass in 80 % der Patienten ein abgeflachter oder sogar aufgehobener Rundrücken vorliegt. Nur in 20 % war der Rundrücken verstärkt. Es liegen also doch große Ähnlichkeiten bei der Skoliose des Marfan-Syndroms mit der idiopathischen Adoleszentenskoliose vor. Ein weiter Unterschied zu den sog. idiopathischen Skoliosen ist die verstärkte Rückwärtskippung (Retroversion) des Beckens (Garreau de Loubresse 2006).

Die Häufigkeit der Skoliose mit einem Krümmungswinkel über 20 Grad beim Marfan-Syndrom wird, wie erwähnt, mit bis zu 60 % angegeben. Allerdings ist die diagnostische Wertigkeit wegen der Häufigkeit der Skoliose in der Normalbevölkerung mit einem Faktor von 5,6 doch eingeschränkt (Sponseller et al. 2010). Bei Kindern unter 10 Jahren, deren Marfan-Syndrom bereits genetisch nachgewiesen war, fand sich bei keinem eine Skoliose über 20 Grad (Laffargue et al. 2013). Dies zeigt sehr deutlich, dass sich die Skoliose erst in der Pubertät einstellt und eben kein primäres sondern eher ein sekundäres diagnostisches Merkmal ist.

Die Therapie der Skoliose des Marfan-Patienten orientiert sich an den üblichen Therapiekriterien der idiopathischen Skoliose. Kinder mit einem Krümmungswinkel unter 20 Grad werden physiotherapeutisch behandelt und ihre Skoliose wird im Verlauf beobachtet. Krümmungswinkel über 20 Grad sind dann bereits eine Indikation zur Korsetttherapie. Hier werden die gleichen Korsette eingesetzt wie in der Therapie der idiopathischen Adoleszentenskoliose, also vorwiegend das Chêneau-Korsett. Dass die meisten Skoliosen eher mild ausgeprägt sind, zeigt eine Beobachtungsstudie von Lipscomb und Mitarbeitern (Lipscomb et al. 1997). Von 27 Marfan-Patienten mit Skoliose konnten 23 ausschließlich beobachtet werden, 4 erhielten zusätzlich Physiotherapie. Kein Kind wurde mit Korsett oder operativen Maßnahmen behandelt (Lipscomb et al. 1997). Besteht aber aufgrund der Schwere der Krümmung eine Indikation zur Korsetttherapie, so ist die Erfolgsquote mit gerade einmal 17 % sehr bescheiden. Von 24 Patienten, die im Durchschnitt von 8,7 Jahren für eine durchschnittlich 29 Grad messende Skoliose mit Korsett behandelt wurden, hatten nur vier Erfolg, sechzehn erhielten eine Empfehlung zur oder eine Operation. Dies hat damit zu tun, dass die Skoliosen, rasch progredient sind, frühzeitig auch rigider werden und auf konservative Maßnahmen nicht ansprechen (Sponseller et al. 1995).

Wegen der schlechten Erfolge der konservativen Therapie rücken die operativen Therapieverfahren in den Mittelpunkt der Behandlung progredienter und schwerer Skoliosen. Für die seltenen bereits in früher Kindheit auftretenden Skoliosen können auch beim Marfan-Syndrom mitwachsende Stäbe, sogenannte »growing rods« angewendet werden (Sponseller et al. 2009). Mit der Einstab-Instrumentation erreichte man eine mittlere Korrektur von 51 %, mit der Doppelstabtechnik 60 %. Allerdings besteht ein erhöhtes Risiko für schwere kardiale Zwischenfälle, die durch Rücknahme der Korrektur aber beherrschbar sind (Skaggs et al. 2008).

Die operative Behandlung der meisten Skoliosen bei Marfan-Syndrom orientiert sich aber an den allgemein gebräuchlichen Therapieprinzipien zur Behandlung der häufigsten Form der Skoliose des Jugendlichen, der idiopathischen Adoleszentenskoliose. Hierbei kommen alle gängigen operativen Verfahren zur Anwendung. Am häufigsten findet die Operation von hinten, also die dorsale Derotationsspondylodese Verwendung, die die Aufgabe übernimmt, die Wirbelkörper zu derotieren, damit die Verbiegung zu begradigen und dann dauerhaft zu stabilisieren. Dabei sind die verwendeten Implantate immer parallel mit der technischen Entwicklung verändert worden. Anfänglich wurden die Harrington-Stäbe verwendet, heute kommen die modernsten Verfahren der direkten Derotation zur Anwendung. Diese Operationsmethoden haben sich als sehr wirksam und erfolgreich erwiesen. Mit der Harrington-Instrumentation und den unmittelbar darauffolgenden Verbesserungen konnten Korrekturen von knapp 50 % der Ausgangskrümmung erreicht werden (Di Silvestre et al. 2005). Heute erlauben die modernen Implantate und verbesserten Operationstechniken bessere Korrekturergebnisse, müssen aber auf ihre Langzeittauglichkeit noch untersucht werden. Dass Skoliosen bei Marfan-Syndrom einige Besonderheiten aufweisen, die man kennen sollte, zeigt die Betrachtung der Länge der Versteifungstrecke. Heutzutage versucht man bei Patienten mit idiopathischer Adoleszentenskoliose mit der kürzest möglichen Versteifung die optimale Korrektur und Funktion zu erreichen. Selbst wenn diese Jugendlichen eine Haupt- aber auch starke Sekundärkrümmung haben, wird häufig diese zweite Krümmung nicht vollständig in die Versteifung einbezogen. Bei der Marfan-Skoliose muss man mit dieser Politik sehr vorsichtig sein. Es hat sich nämlich gezeigt, dass die besten Korrekturergebnisse erreicht werden konnten, wenn alle Krümmungen in die Instrumentation und damit Versteifung einbezogen werden. Wird sparsamer instrumentiert, muss mit größeren Korrekturverlusten gerechnet werden (Lipton et al. 2002). Eine weitere Operationsmethode für die Therapie der idiopathischen Adoleszentenskoliose stellt die ventrale korrigierende Versteifungsoperation für die im Bereich der Lendenwirbelsäule und des Übergangs zwischen Brust- und Lendenwirbelsäule vorkommenden Krümmungen dar. Auch bei Marfan-Patienten kann diese Methode sehr erfolgreich eingesetzt werden (◘ Abb. 20.2). Der große Vorteil dieser Operationstechnik ist ihr besserer kosmetischer Zugang, vor allem aber die kurze Fusionsstrecke. Dennoch ist diese Indikation nur für ausgewählte Patienten gegeben.

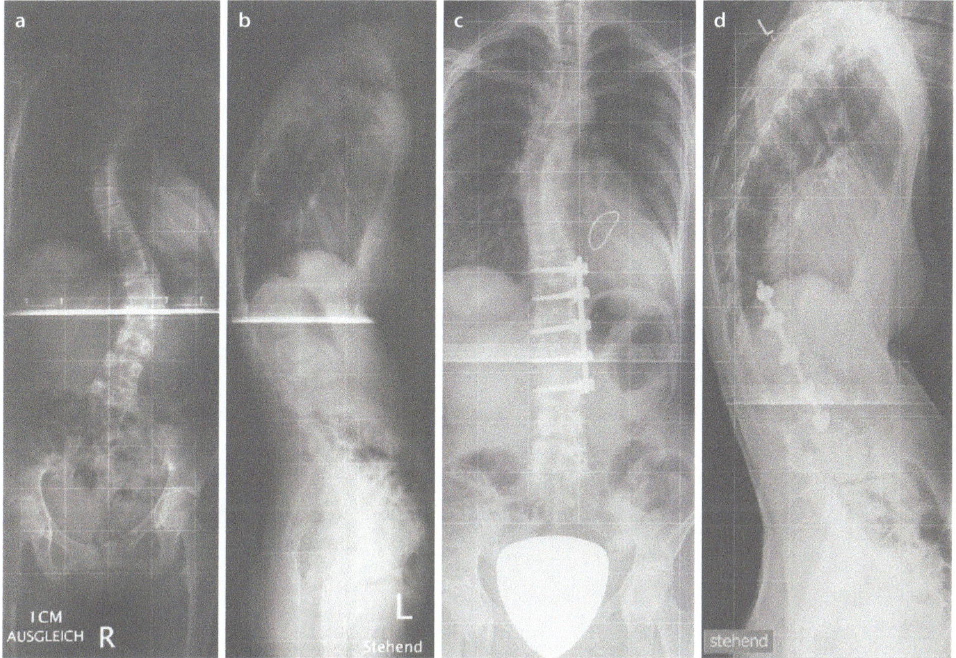

Abb. 20.2 Patientin mit thorakolumbaler Skoliose. **a-b** Röntgenaufnahmen vor der Operation. **c–d** Röntgenbilder nach erfolgter ventraler Derotationsspondylodese

20.3 Hüftgelenk – Protrusio acetabuli

Patienten mit Marfan-Syndrom weisen eine ganz charakteristische Hüftgelenksveränderung auf – die sog. Protrusio acetabuli, also die allmählich entstehende Vorwölbung der Hüftpfanne in das kleine Becken. Letztlich wölbt sich mit der Zeit die innere Wandung der Pfanne in Richtung des kleinen Beckens vor. Dadurch wandern der Hüftkopf und so auch das Drehzentrum des Hüftgelenks immer weiter in das kleine Becken hinein (**Abb. 20.3a**). Dieser Prozess kann schon im ersten Lebensjahrzehnt im Wachstumsalter beginnen. Die Häufigkeit der Protrusio acetabuli wurde in zwei computertomografie-gestützten Studien mit 74,7 % (Lundby et al. 2011) und 77,4 % (Chun et al. 2015) bestimmt. Die Protrusio acetabuli kommt in einer sehr großen Variabilität vor, von sehr milden bis hin zu sehr ausgeprägten Befunden. Entsprechend verhält sich auch die klinische Bedeutung. Patienten mit nur sehr milden Protrusionen sind meist asymptomatisch. Die zunehmende Pfannenvorwölbung macht sich dann aber mit zuerst geringen und später signifikanten Bewegungseinschränkungen bemerkbar. Der Bewegungsumfang des Hüftgelenks nimmt dabei konzentrisch in allen Bewegungsausmaßen ab. Später wird das Gelenk dann schmerzhaft, wobei vor allem Leistenschmerzen zuerst nach Bewegung und Belastung, später in Ruhe entstehen. Längeres Sitzen mit gebeugten Hüften fällt den Patienten ebenfalls schwer. Die schweren Verläufe führen zu eine massiven Bewegungseinschränkung der Gelenke, die nicht nur schmerzhaft ist, sondern die individuelle Gehleistung und Mobilität gefährdet.

Die Protrusio acetabuli fällt im Röntgenbild in der Beckenübersichtsaufnahme auf: Vorwölbung der inneren Wand der Pfanne mit Zusammenquetschen der Köhlerschen Tränenfigur

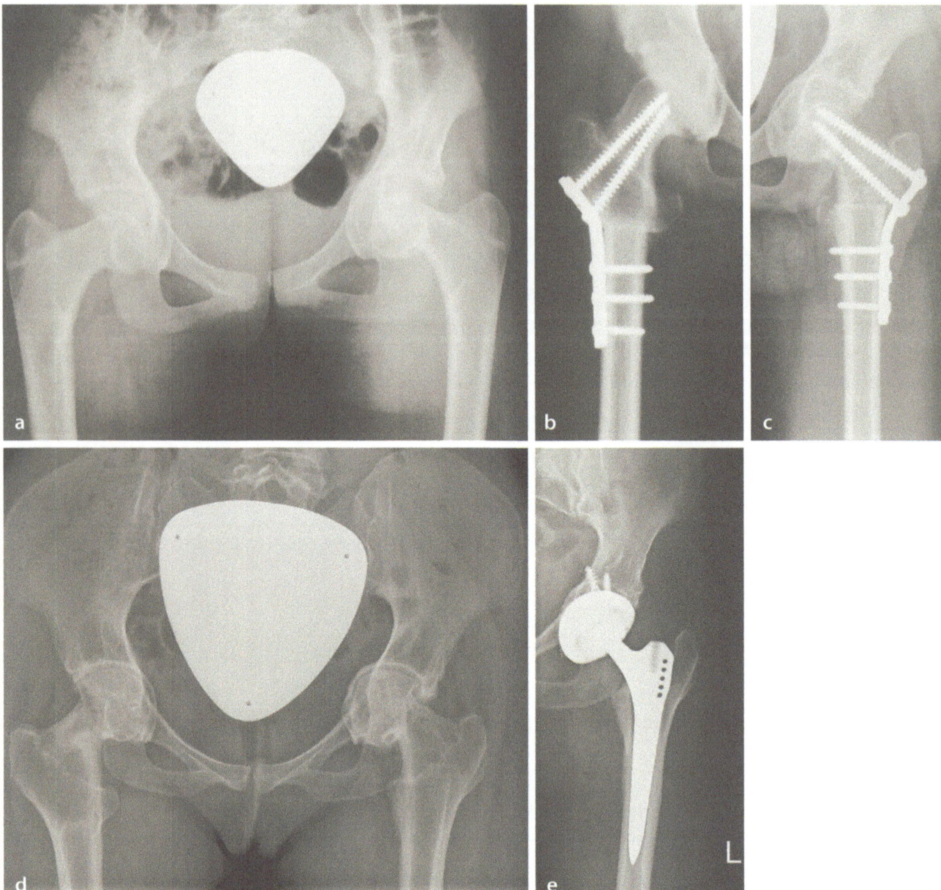

Abb. 20.3 16-Jahresverlauf einer initial 13-jährigen Patientin mit schwerer Protrusio acetabuli. **a** Ausgangs-befund, **b–c** Zustand nach beidseitiger valgisierender intertrochanter Femurosteotomie im Alter von 13 Jahren, **d** Zustand nach 16 Jahren vor der ersten Hüftendoprothese links und **e** nach der Hüftendoprothesenimplanta-tion mit Pfannenbodenaufbau

und eine pathologische Vergrößerung des Zentrum-Ecken-Winkels nach Wiberg (CE > 40 °). Mit Fortschreiten des Befundes kommt es zu einer Gelenkspaltverschmälerung und zur Entstehung einer manifesten Protrusionscoxarthrose. Eine genauere Analyse der Hüftpfannengeometrie gelingt mit der Computertomografie, die allerdings für die Alltagsdiagnostik in der Regel verzichtbar ist (Chun et al. 2015; Lundby et al. 2011).

In vielen Fällen ist die Pfannenprotrusion beim Marfan-Syndrom primär nicht therapiebedürftig, da entweder keine Symptome vorhanden sind oder der radiologische Befund gering ausgeprägt ist. Für Patienten im Wachstumsalter, die frühzeitig eine starke Protrusio acetabuli zu entwickeln drohten, hat Steel (Steel et al. 1996) eine Operationsmethode im Wachstumsalter, die endgültige Epiphyseodese der Wachstumsfuge der Pfanne, angegeben. Er berichtet über die Normalisierung oder Verbesserung der radiologischen Messparameter des Hüftgelenks in den meisten Fällen, wenn die Operation zwischen dem achten und zehnten Lebensjahr angewendet wird (Steel et al. 1996). Bei älteren Jugendlichen und Erwachsenen kann eine valgisierende introchantere Osteotomie des proximalen Femurs die Symptome und das Voranschreiten der Protrusion verlangsamen und über viele Jahre zu einer zufriedenstellenden Gelenkfunktion beitragen (■ Abb. 20.3b-d). Wenn das Gelenk aber abgenutzt ist, dann wird mit der Implantation einer Hüfttotalendoprothese, die immer von einem Pfannenbodenaufbau begleitet wird, die Beschwerdefreiheit und normale Funktionalität des Gelenkes meist wiederhergestellt (■ Abb. 20.3e). Welche Operationsmethode im Individualfall bei welchem Patienten zu welchem Zeitpunkt zur Anwendung kommt, ist von vielen Details wie Alter, Ausprägungsgrad, Symptomen und Progredienz abhängig und muss immer an den Patienten angepasst entschieden werden.

20.4 Fuß- und Zehendeformitäten

Die Laxheit der Band- und Gelenkverbindungen des Skelettsystems bei Patienten mit Marfan-Syndrom führt auch zu einer hohen Anzahl von Fußdeformitäten, hier nahezu ausschließlich von Knicksenkfüßen. Die in der Literatur angegebene Häufigkeit dieser Fußfehlstellung beträgt 77,5 % (Lipscomb et al. 1997). Andere Autoren gaben das Auftreten von Knicksenkfüßen mit 100 % an (Al Kaissi et al. 2013). Damit gehört diese Fußdeformität also zu den häufigsten muskuloskelettalen Befunden der Marfan-Patienten. Der Fuß des Marfan-Patienten ist durch eine Überlänge im Vorfuß- und Mittelfuß-Bereich gekennzeichnet, kombiniert mit der Abflachung des Längsgewölbes (■ Abb. 20.4). Dieses Längsgewölbe wird durch die Steigbügelfunktion der Sehnen der Musculi peroneus longus und tibialis posterior unterstützt, deren Kraft aber bei den beim Marfan-Syndrom vorgefundenen statischen und gewebespezifischen Befunden nicht ausreicht, den Mittelfuß ausreichend anzuheben. So bleibt eine unterschiedlich ausgeprägte Knicksenkfuß- oder Plattfußdeformität zurück. Gut erkennbar sind die Knicksenkfüße auch in der Ansicht von hinten durch eine sehr valgische Ferse und ein nach innen einknickender Innenknöchel. Diese Fußdeformität ist beim Marfan-Syndrom praktisch immer flexibel, d. h. dass sich das Fußlängsgewölbe im Zehenspitzenstand aktiv aufrichten lässt und dabei auch die Fersenposition vollständig korrigiert wird. Die Flexibilität kann in der Untersuchung auch durch die Dorsalextension des Großzehs beim stehenden Patienten getestet werden, was die gleiche Reaktion wie der Zehenspitzenstand hervorruft. Nur in seltenen Ausnahmefällen ist ein Knicksenkfuß beim Marfan-Syndrom nicht flexibel. In solchen Fällen muss man nach einer knöchernen Verbindung zwischen Knochen des Rück- oder Mittelfußes fahnden, den sogenannten Coalitiones.

Die klinische Bedeutung des Knicksenkfußes ist wiederum sehr variabel. Von völliger Beschwerdefreiheit bis zu starken belastungsabhängigen Schmerzen der Füße kann man die ganze Bandbreite an Befunden finden. Symptomatische Füße werden durch Röntgenaufnahmen im Stehen unter Belastung in zwei Ebenen weiter diagnostiziert. Dabei kann man neben der offensichtlichen Abflachung des Längsgewölbes auch eine Absenkung des Sprungbeins (Talus) nach medial und plantar und gelegentlich auch ein Höhertreten der Ferse feststellen. Letzteres deutet auf eine mögliche Verkürzung der Achillessehne und der Wadenmuskeln hin, ein Zeichen einer schweren Fußfehlstellung.

Die meisten der beim Marfan-Patienten gefundenen flexiblen Knicksenkfüße können konservativ sehr gut behandelt werden. Im Kindesalter helfen vor allem aktive die gewölbebildende Muskulatur stärkende Übungen wie Sprungübungen aller Art, Zehenspitzenstehen oder Barfußlaufen. Bei schmerzhaften Füßen bringt in den meisten Fällen eine gute Einlagenversorgung die erwünschte Linderung. Allerdings sollten trotzdem die gymnastischen Aktivitäten beglei-

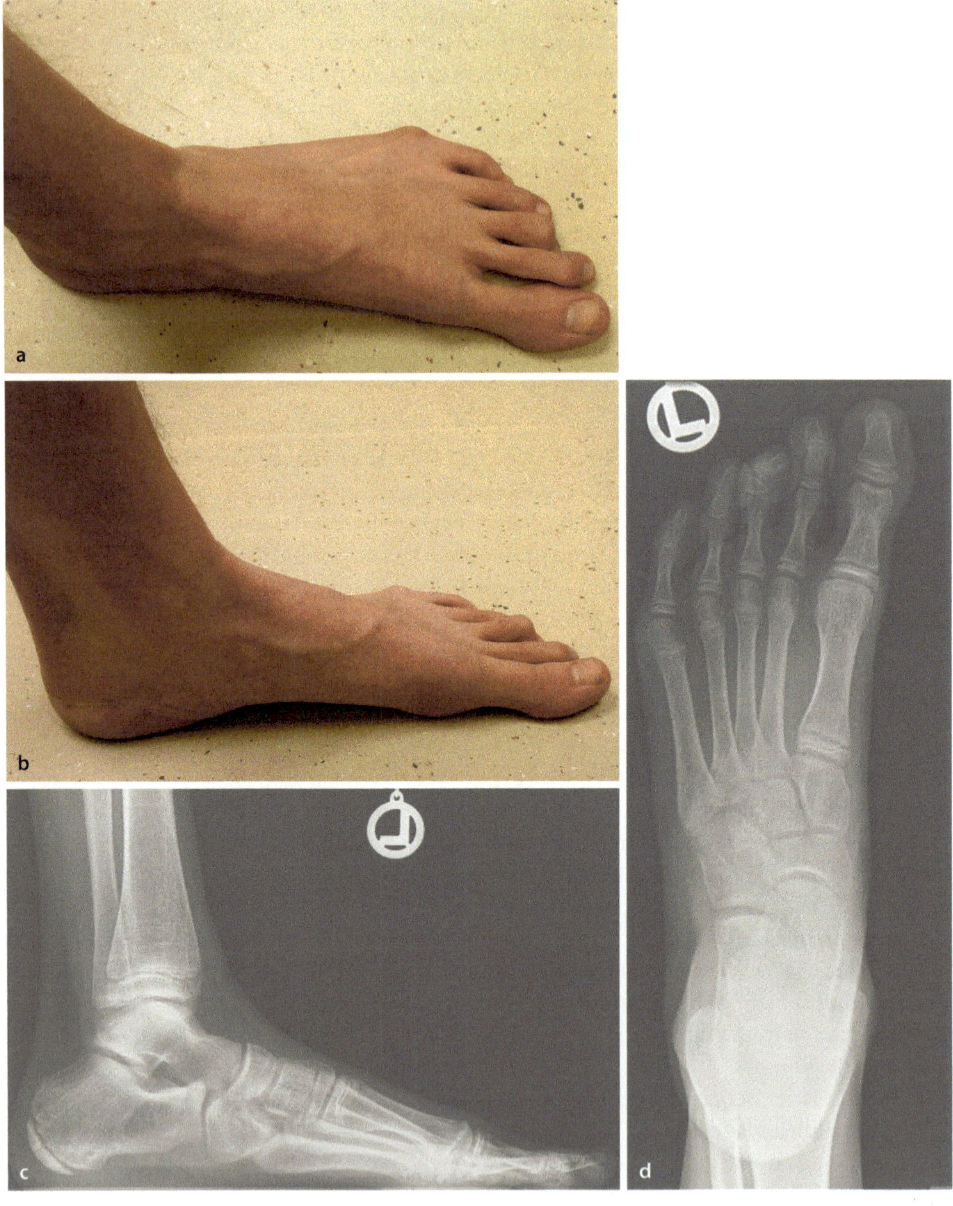

Abb. 20.4 a–b Klinisches Bild eines Knicksenkfußes bei einem ausgewachsenen Jugendlichen mit Marfan-Syndrom. **c–d** Im Vergleich mit den Röntgenbildern des Patienten im Alter von 11 Jahren keine Verschlechterung über 5 Jahre. Man beachte die überlangen Mittelfußknochen und Zehen

tend beibehalten werden, um die Muskulatur weiter zu stärken. Operative Behandlungen sind nur in ganz wenigen Fällen wirklich angezeigt. Für Jugendliche gibt es die Möglichkeit, die Fußfehlstellung durch eine einfache Operation, die Arthrorise mit einer Calcaneus-Stop-Schraube, anhaltend zu verbessern. Diese Methode hat sich auch bei jungen Marfan-Patienten mit symptomatischen Knicksenkfüßen als wirksam herausgestellt (De Pellegrin et al. 2014). Bei

Erwachsenen, deren Beschwerden durch konservative Behandlungsverfahren nicht mehr kontrollierbar sind, können andere operative Methoden eingesetzt werden. Als gelenkerhaltendes Verfahren gibt es die operative Verlängerung des Calcaneus, die aber eine gute Fußmuskulatur braucht, um dauerhaft wirksam zu sein und deshalb sehr kritisch indiziert werden muss und alle Varianten der versteifenden Korrekturoperationen als Ultima Ratio. Mit diesem Strauß von Behandlungsmethoden kann man alle Formen und Beschwerdesituationen des flexiblen Knicksenkfußes bei Marfan-Syndrom gut beherrschen.

Viele Marfan-Patienten entwickeln im Erwachsenenalter teilweise schmerzhafte und störende Zehendeformitäten. Hauptsächlich bilden sich Hammer- und Krallenzehen in allen Ausprägungsgraden. Die Behandlung ist unabhängig von der syndromalen Erkrankung durch Hilfsmittel wie Einlagen oder operativ. Hierbei werden alle gängigen chirurgischen Verfahren zur Hammer- und Krallenzehentherapie eingesetzt, von den Resektions-Interpositionsarthroplastiken bis zu Interphalangealgelenkarthrodesen.

20.5 Andere Gelenkveränderungen

Patienten mit Marfan-Syndrom können auch noch andere durch die Laxizität der Gelenke bedingte Erkrankungen bekommen, am häufigsten Ausrenkungen der Kniescheiben, also Patellaluxationen. Diese Gelenkluxationen stehen aber in ihrer Inzidenz weit hinter den oben besprochenen häufigen muskuloskelettalen Manifestationen des Marfan-Syndroms. In der Untersuchung vom Lipscomb (Lipscomb et al. 1997) waren 3 von 40 Patienten von einer Patellaluxation betroffen. Al Kaissi (Al Kaissi et al. 2013) fand unter 8 Patienten einen einzigen mit Patellaluxation. Die Behandlung dieser Erkrankung folgt den üblichen Prinzipien und beinhaltet konservative Maßnahmen wie Krankengymnastik und bei Erfolglosigkeit auch verschiedene operative Verfahren. Andere orthopädische Befunde, die beim Marfan-Syndrom beschrieben worden sind, sind Wirbelgleiten (Spondylolisthesis, Hüftdysplasie und Beinlängendifferenzen (Al Kaissi et al. 2013). Die Häufigkeit dürfte bei Marfan-Patienten aber kaum größer sein als in der Normalbevölkerung. Genaue Daten liegen dazu aber nicht vor.

Literatur

Al Kaissi A, Zwettler E, Ganger R, Schreiner S, Klaushofer K, Grill F (2013) Musculo-skeletal Abnormalities in patients with Marfan syndrome. Clin Med Insights Arthritis Musculoskelet Disord.; 6: 1–9

Chun KJ, Yang JH, Jang SY, Lee SH, Gwag HB, Chung TY, Huh J, Ki CS, Sung K, Choi SH, Kim SM, Choe YH, Kim, DK (2015) Analysis of Protrusio Acetabuli Using a CT-based Diagnostic Method in Korean Patients with Marfan Syndrome: Prevalence and Association with Other Manifestations. J Korean Med Sci; 30: 1260–1265

Dean JC (2007) Marfan syndrome: clinical diagnosis and management. Eur J Hum Genet; 15: 724–733

De Paepe A, Devereux RB, Dietz HC, Hennekam RC, Pyeritz RE (1996) Revised diagnostic criteria for the Marfan syndrome. Am J Med Genet; 62: 417–426

De Pellegrin M, Moharamzadeh D, Strobl WM, Biedermann R, Tschauner C, Wirth (2014): Subtalar extra-articular screw arthroereisis (SESA) for the treatment of flexible flatfoot in children. J Child Orthop; 8: 479–487

Di Silvestre M, Greggi T, Giacomini S, Cioni A, Bakaloudis G, Lolli F, Parisini P (2005) Surgical Treatment for Scoliosis in Marfan Syndrome. Spine; 30: E597–E604

Faivre L, Masurel-Paulet A, Collod-Beroud G, Callewaert BL, Child AH, Stheneur C, Binquet C, Gautier E, Chevallier B, Huet F, Loeys BL, Arbustini E, Mayer K, Arslan-Kirchner M, Kiotsekoglou A, Comeglio P, Grasso M, Halliday DJ, Beroud C, Bonithon-Kopp C, Claustres M, Robinson PN, Ades L, De Backer J, Coucke P, Francke U, De Paepe A, Boileau C, Jondeau G (2009) Clinical and molecular study of 320 children with Marfan syndrome and related type I fibrillinopathies in a series of 1009 probands with pathogenic FBN1 mutations. Pediatrics; 123: 391–398

Faivre L, Collod-Beroud G, Ade`s L, Arbustini E, Child A, Callewaert BL, Loeys B, Binquet C, Gautier E, Mayer K, Arslan-Kirchner M, Grasso M, Beroud C, Hamroun D, Bonithon-Kopp C, Plauchu H, Robinson PN, De Backer J, Coucke P, Francke U, Bouchot O, Wolf JE, Stheneur C, Hanna N, Detaint D, De Paepe A, Boileau C, Jondeau G (2012) The new Ghent criteria for Marfan syndrome: what do they change? Clin Genet 2012: 81: 433–442

Garreau de Loubresse C, Mullins MM, Mour, B, Marmorat JL, Piriou P, Judet T (2006) Spinal and pelvic parameters in Marfan's syndrome and their relevance to surgical planning. J Bone Joint Surg [Br]; 88-B: 515–519

Glard Y, Launay F, Edgard-Rosa G, Collignon P, Jouve JJ, Bollini G (2008) Scoliotic curve patterns in patients with Marfan syndrome. J Child Orthop; 2: 211–216

Glard Y, Pomero V, Collignon P, Skally W, Jouve JJ, Bollini G (2008) Sagittal balance in scoliosis associated with Marfan syndrome: a stereoradiographic three-dimensional analysis. J Child Orthop; 2:113–118

Jones KB, Sponseller PD, Erkula G, Sakai L, Ramirez F, Dietz III, HC, Kost-Byerly S, Bridwell KH, Sandell L (2007) Symposium on the Musculoskeletal Aspects of Marfan Syndrome: Meeting Report and State of the Science. J Orthop Res; 25: 413–422

Laffargue F, Lienhardt-Roussie A, Lacombe D, Delrue MA (2013) Signes cliniques évocateurs d'un syndrome de Marfan chez l'enfant de moins de 10 ans. Arch Pédiatr; 20: 1193–1200

Lipscomb KJ, Clayton-Smith J, Harris R (1997) Evolving phenotype of Marfan's syndrome. Arch Dis Child; 76: 41–46

Lipton GE, Guille JT, Kumar SJ (2002) Surgical Treatment of Scoliosis in Marfan Syndrome: Guidelines for a Successful Outcome. J Pediatr Orthop; 22:302–307

Loeys BL, Dietz HC, Braverman AC, Callewaert BL, De Backer J, Devereux RB, Hilhors-Hofstee Y, Jondeau G, Faivre L, Milewicz DM, Pyeritz RE, Sponseller PD, Wordsworth P, De Paepe AM (2010) The revised Ghent nosology for the Marfan syndrome. J Med Genet; 47: 476–485

Lundby R, Kirkhus E, Rand-Hendrikse, S, Hald J, Pripp AH, Smith HJ (2011) CT of the hips in the investigation of protrusio acetabuli in Marfan syndrome. A case control study. Eur Radiol 21:1485–1491

Robbins PR, Moe JH, Winter RB (1975) Scoliosis in Marfan's syndrome: its characteris- tics and results of treatment in thirty-five patients. J Bone Joint Surg [Am] 1975;57-A: 358–368

Skaggs DL, Bushman G, Grunander T, Wong PC, Sankhar WN, Tolo VT (2008) Shortening of growing-rod spinal instrumentation reverses cardiac failure in child with Marfan syndrome and scoliosis. J Bone Joint Surg [Am]; 90-A: 2745–2750

Sponseller PD, Hobbs W, Riley LH, III, Pyeritz RE (1995) The thoracolumbar spine in Marfan syndrome. J Bone Joint Surg Am; 77: 867–76

Sponseller PD, Bhimani M, Solacoff D, Dormans JP (2000) Results of brace treatment of scoliosis in Marfan syndrome. Spine (Phila Pa 1976); 25: 2350–4

Sponseller PD, Thompson GH, Akbarnia BH, Glait SA, Asher MA, Emans JB, Dietz III HD (2009) Growing rods for infantile scoliosis in Marfan syndrome. Spine; 34: 1711–1715

Sponseller PD, Erkula G, Skolasky RL, Venuti KD, Dietz III HD (2010) Improving clinical recognition of Marfan syndrome. J Bone Joint Surg [Am]; 92-A: 1868–1875

Steel HH (1996) Protrusio acetabuli: Its occurrence in the completely expressed Marfan syndrome and its musculoskeletal components and a procedure to arrest the course of protrusion in the growing pelvis. J Pediatr Orthop; 16: 704

Tallroth K, Malmivaara A, Laitinen ML, Savolainen A, Harilainen A (1995) Lumbar spine in Marfan syndrome. Skeletal Radiol; 24: 337–340

Zahnmedizin

Alexander Rahman

21.1   Die Zähne und der Zahnhalteapparat   – 122
21.1.1   Wie entsteht Karies?   – 122
21.1.2   Die Auswirkung einer Parodontitis   – 122
21.1.3   Was ist ein Implantat?   – 123

21.2   Kieferorthopädische Aspekte   – 123
21.2.1   Kiefergelenksprobleme   – 123

21.3   Prävention   – 124

21.4   Antibiotika bei zahnärztlichen Eingriffen   – 124

Marfan Hilfe (Deutschland) e.V. (Hrsg.), *Das Marfan-Syndrom*,
DOI 10.1007/978-3-662-53259-1_21, © Springer-Verlag GmbH Deutschland 2017

Obwohl der Mund nur einen kleinen Teil des menschlichen Körpers ausmacht, hat die Mundgesundheit einen großen Einfluss auf die Gesundheit des gesamten Körpers.

21.1   Die Zähne und der Zahnhalteapparat

Das bleibende Gebiss besitzt in der Regel 32 Zähne, das Milchgebiss hat 20 Zähne. Der Zahn besitzt eine Krone und eine Wurzel. Die Zahnkrone befindet sich oberhalb des Zahnfleisches. Die Zahnwurzel steckt im Kieferknochen. Mit dem 6. Lebensmonat kommen die ersten Milchzähne, die mittleren Schneidezähne. Mit ca. 2,5 Jahren ist das Milchgebiss mit den zweiten Milchbackenzähnen komplett. Ab dem 6. Lebensjahr beginnt das Wechselgebiss mit Durchbruch des 1. bleibenden Backenzahns (dem »6 er«). Dabei haben die Milchzähne eine wichtige Funktion. Sie dienen als Platzhalter für die bleibenden Zähne. Bis zum 12. Lebensjahr ist das bleibende Gebiss bis auf die Weisheitszähne abgeschlossen. Die Hauptaufgabe des Zahnhalteapparates (Parodontium) liegt darin, den Zahn über ein Bändersystem im Knochen zu verankern.

21.1.1 Wie entsteht Karies?

Die Zähne und der Zahnhalteapparat sind durch permanente Kohlenhydratzufuhr (Zucker), Säureangriffe und schlechte Mundhygiene vielen Gefahren ausgesetzt: der Karies und der Parodontitis (»Parodontose«). Die Karies (»Loch im Zahn«) wird als eine Zerstörung der Zahnhartsubstanz definiert. Bestimmte Bakterienarten (Mutansstreptokokken) haften sich an der Oberfläche des Zahnes an. Dabei ernähren sie sich von Kohlenhydraten. Als Abfallprodukt erzeugen die Bakterien Säuren, die den Zahn angreifen. Das Fortschreiten der Karies kann letztendlich zum Zahnverlust führen. Karies wurde in der Vergangenheit als eine »Infektionskrankheit« betrachtet. Heute spricht man eher von einer »ernährungsbedingten Erkrankung«. Die kindliche Mundhöhle, die bis zum 6. Lebensmonat noch zahnlos ist, ist frei von den Bakterien, die die Karies verursachen. Die Kinder infizieren sich mit den Bakterien über den Speichel aus der Mundhöhle (z. B. durch das Ablecken des Löffels oder Schnullers) der Mutter, des Vaters oder von anderen Bezugspersonen (Geschwistern, Großeltern). Ist dann die passende Nahrung in Form von Zucker vorhanden, kann sich die Karies entwickeln.

21.1.2 Die Auswirkung einer Parodontitis

Eine Parodontitis/»Parodontose« ist eine Entzündung des Zahnfleisches(◘ Abb. 21.1) und des Zahnhalteapparates (Zahnbettentzündung). Sie ist eine der häufigsten Erkrankungen des Menschen. Die Hauptursache ist unter anderem das Vorhandensein von Zahnbelag (Plaque/Biofilm) oberhalb und unterhalb des Zahnfleisches. Eine Zahnfleischentzündung ist in der Regel der Vorläufer für eine Parodontitis. Ausgelöst wird eine Parodontitis durch Entzündungsreaktionen durch Bakterien. Durch diese Entzündung wird der Kieferknochen zerstört. Bei fortgeschrittener Erkrankung führt dies zum Verlust von Zähnen. Zähne, die parodontal erkrankt sind, können als Eintrittspforte für schädliche Bakterien und bakterielle Stoffwechselprodukte in die Blutbahn dienen. Die Folge kann eine systemische Entzündung sein. In den letzten Jahren kam es zu einer ständig wachsenden Zahl wissenschaftlicher Studien, deren Ergebnisse eine Verbindung zwischen einer Parodontitis und Allgemeinerkrankungen (Diabetes mellitus,

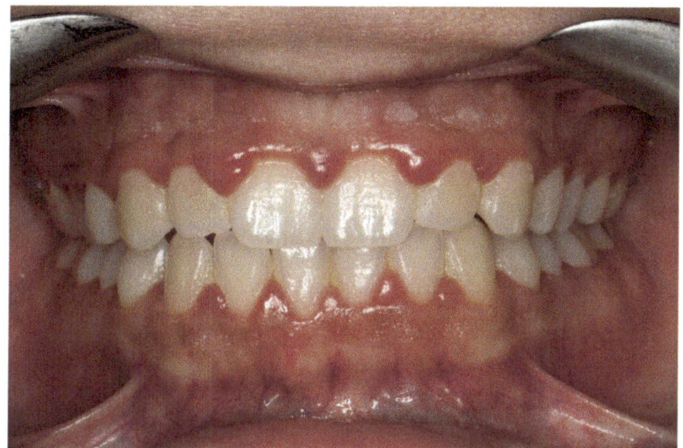

□ Abb. 21.1 Zahnfleischentzündung

Rheumatoide Arthritis, Atherosklerose, Lungenentzündung, Herzinfarkt und Schlaganfall) belegen. Eine von uns durchgeführte Studie konnte zeigen, dass Patienten mit Marfan-Syndrom, im Vergleich zu einer Kontrollgruppe, kein erhöhtes Risiko besitzen an einer Parodontitis zu erkranken.

21.1.3 Was ist ein Implantat?

Ein Implantat dient dazu, einen fehlenden Zahn zu ersetzen. Durch ein Implantat erhält der Zahnersatz einen festen Halt. Bei Patienten mit Marfan-Syndrom und einem gesunden Zahnhalteapparat besteht nach Rücksprache mit dem Zahnarzt auch die Therapieoption eines Zahnimplantates.

21.2 Kieferorthopädische Aspekte

Eine syndromtypische Erscheinung beim Marfan-Syndrom ist ein schmaler Oberkiefer und ein hoher Gaumen (diagnostisches Nebenkriterium des Marfan-Syndroms). Der Unterkiefer kann nach hinten verlagert sein. Durch diese Veränderungen im Ober- und Unterkiefer kommt es zu ausgeprägten Zahnengstellen und Zahnfehlstellungen. Besteht bereits ein Platzmangel im Kindesalter sollte das Kind einem Kieferorthopäden vorgestellt werden. Es wird dann eine individuelle Lösung für das Kind erarbeitet. Extraktionstherapien werden in der Regel nicht mehr durchgeführt. Die Art und Dauer der Behandlung der Fehlstellungen (lose Klammer, Multiband/Bracket) ist vom Alter und Fall abhängig. Auch Erwachsene können durchaus noch eine kieferorthopädische Behandlung durchführen lassen.

21.2.1 Kiefergelenksprobleme

Des Weiteren kann sich bei den Kiefergelenken bei Patienten mit Marfan-Syndrom eine Überbeweglichkeit zeigen, die durch die Bindegewebsschwäche ausgelöst werden kann. Dieses kann

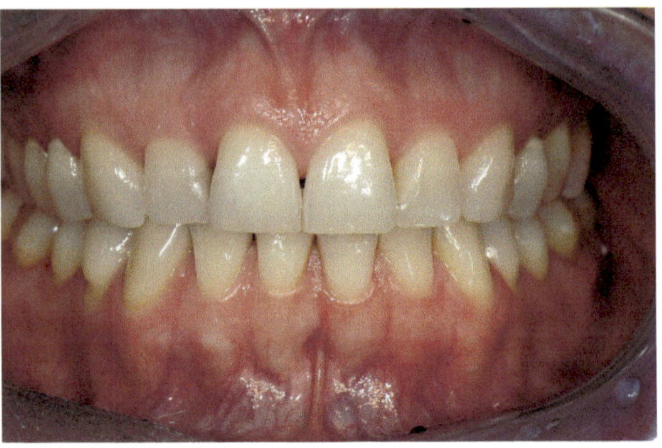

zu Kiefergelenksbeschwerden führen. Der Zahnarzt würde eine Funktionsdiagnostik durchführen und ggf. eine Schienentherapie empfehlen.

21.3 Prävention

Durch die richtige und gründliche Mundhygiene (■ Abb. 21.2) kann der Entstehung von Zahnfleischentzündungen (Gingivitis) und Zahnbettentzündungen (Parodontitis) vorgebeugt werden. Durch die zweimal tägliche Pflege der Zähne und die einmal tägliche Reinigung der Zahnzwischenräume mittels Zahnzwischenraumbürstchen oder Zahnseide wird die Bildung von schädlichen bakteriellen Zahnbelägen verhindert. In diesem Zusammenhang wird auch fluoridhaltige Zahnpasta zum Schutz der Zähne von den Zahnärzten empfohlen.

Achten Sie auf eine ausgewogene und gesunde Ernährung, vermeiden Sie zu viel Süßes zu essen. Denn der Zucker dient den Bakterien als Energiequelle. Sie sollten regelmäßig alle 6 Monate zum Zahnarzt gehen und ggf. zweimal im Jahr eine professionelle Zahnreinigung (PZR) durchführen lassen. Im Rahmen der zahnärztlichen Gesundheitsfrühförderung sollten Kinder bereits mit dem ersten Zahn beim Zahnarzt vorgestellt werden. Dieser Termin dient hauptsächlich der Information für die Eltern. Das kritische Alter, an einer Karies zu erkranken, liegt zwischen dem 1. und 4. Lebensjahr. Durch regelmäßige Zahnarztbesuche wird das Risiko, dass ein Kind an der frühkindlichen Karies erkrankt, gesenkt.

21.4 Antibiotika bei zahnärztlichen Eingriffen

Patienten mit Marfan-Syndrom besitzen ein erhöhtes Endokarditisrisiko im Vergleich zur »Durchschnitts«-Bevölkerung ohne Marfan-Syndrom. Da diese Veränderungen bereits auf mikroskopischer Ebene stattfinden, ist selbst bei makroskopisch und funktionell intakten Herzklappen ein erhöhtes Endokarditisrisiko vorhanden. Aus diesem Grund sollte mit Rücksprache des Hausarztes/Kardiologen, bei zahnmedizinischen Eingriffen eine antibiotische Abschirmung stattfinden.

Die Dura bei Marfan

Yskert von Kodolitsch, Peter N. Robinson

22.1 Was ist die Dura? – 126

22.2 Was ist eine Duraektasie? – 126

22.3 Wie häufig ist die Duraektasie
bei Marfan-Syndrom? – 128

22.4 Wie erfolgt die Diagnose einer Duraektasie? – 129

22.5 Welche Beschwerden und Komplikationen treten
bei Duraektasie auf? – 130
22.5.1 Spontanes cerebro-spinales Liquor-Leck (CSF) – 130
22.5.2 Riesen-Meningozelen – 130
22.5.3 Wirbelfrakturen – 130
22.5.4 Abgeschwächte Wirkung einer Spinalanästhesie – 131

22.6 Wie wird eine Duraektasie behandelt? – 131

Literatur – 131

Marfan Hilfe (Deutschland) e.V. (Hrsg.), *Das Marfan-Syndrom*,
DOI 10.1007/978-3-662-53259-1_22, © Springer-Verlag GmbH Deutschland 2017

Die Duraektasie ist eine typische Veränderung bei Marfan-Syndrom. Sie kann Ursache für chronische Schmerzen sein, aber sie führt nur in sehr seltenen Fällen zu Komplikationen, die chirurgisch oder endoskopisch behandelt werden müssen.

22.1   Was ist die Dura?

Das zentrale Nervensystem des Menschen besteht aus Hirn und Rückenmark, die gemeinsam ummantelt sind von drei Hirnhäuten (Meningen). Die innere Schicht der Hirnhaut, die pia mater, ist weich und liegt Hirn und Rückenmark direkt an. Die mittlere Hirnhaut wird als Spinnwebenhaut (Arachnoidea) bezeichnet und enthält vor allem Blutgefäße. Zwischen pia mater und Arachnoidea befindet sich das Hirnwasser (Liquor), das im Bereich des Rückenmarks auch als »Rückenmarkflüssigkeit« bezeichnet wird. Die äußere Hirnhaut, die dura mater, bildet eine sehr harte und stabile Schutzhülle, die dem Schädelknochen und dem knöchernen Wirbelkanal anliegt. Die Dura bildet den Schutzsack des zentralen Nervensystems. Bildlich gesprochen schwimmt das zentrale Nervensystem in einem wasserhaltigen Duralsack. Die Nerven treten aus dem Rückenmark aus. Der Duralsack ummantelt die Nerven bis zum Austritt aus dem Rückenmark, und endet etwa in Höhe der Austrittslöcher der Nerven aus dem Wirbelkanal. An diesen Austrittslöchern umgibt der Duralsack die aus dem Rückenmark austretenden Nerven etwa so, wie die Ärmel einer Jacke, die an den Handgelenken fest anliegen (◘ Abb. 22.1)

22.2   Was ist eine Duraektasie?

Normalerweise verjüngt sich der Duralsack von der Halswirbelsäule bis zum Kreuzbein (◘ Abb. 22.1). Beim Marfan-Syndrom sind sowohl der Duralsack als auch die Knochen des Wirbelkanales weicher als gewöhnlich. Das führt bei vielen Betroffenen dazu, dass der Duralsack sich aufweitet und dabei den umgebenden Knochen verdrängt. Eine Duraektasie ist also gekennzeichnet durch eine Aufweitung des Duralsackes mit gleichzeitiger Verdrängung des umgebenden Wirbelsäulenknochens.

Eine typische Stelle für die Erweiterung ist das untere Ende des Duralsackes, da hier der hydrostatische Druck der »Wassersäule« im Duralsack am größten ist. Während also beim Gesunden der Duralsack sich von oben nach unten verjüngt, bildet die Dura beim Marfan-Syndrom in dem unteren Abschnitt eine Aussackung. Diese Aussackung kann sehr unterschiedlich ausgeprägt sein, wobei die Gradeinteilung von der Italienerin Rossella Fattori verwendet wird, um das Ausmaß der Duraektasie formal zu beschreiben (◘ Abb. 22.2).

In ◘ Abb. 22.2 entspricht Grad 1 einer leichtgradig ausgeprägten Duraektasie, die erkennbar ist am Vorhandensein folgender Zeichen: eine leichten Vorwölbung der Dura in den Knochen des Wirbelkörpers (Scalloping; *Pfeil*, oberer Teil ◘ Abb. 22.2), Fehlen des epiduralen Fettsaumes an der hinteren Wand **eines** Wirbelkörpers (links), oder Nachweis *kleiner* radikulärer Zysten (*Pfeil*, unterer Teil ◘ Abb. 22.2).

Grad 2 entspricht einer moderat ausgeprägten Duraektasie, die erkennbar ist am Vorhandensein folgender Zeichen: Vorwölben der Dura in den Knochen **mehrerer** Wirbelkörper (*Pfeile*, oberer Teil ◘ Abb. 22.2), Fehlen des epiduralen Fettsaumes an der hinteren Wand *mehrerer* Wirbelkörper, oder Nachweis **großer** radikulärer Zysten (*Pfeile*, unterer Teil ◘ Abb. 22.2).

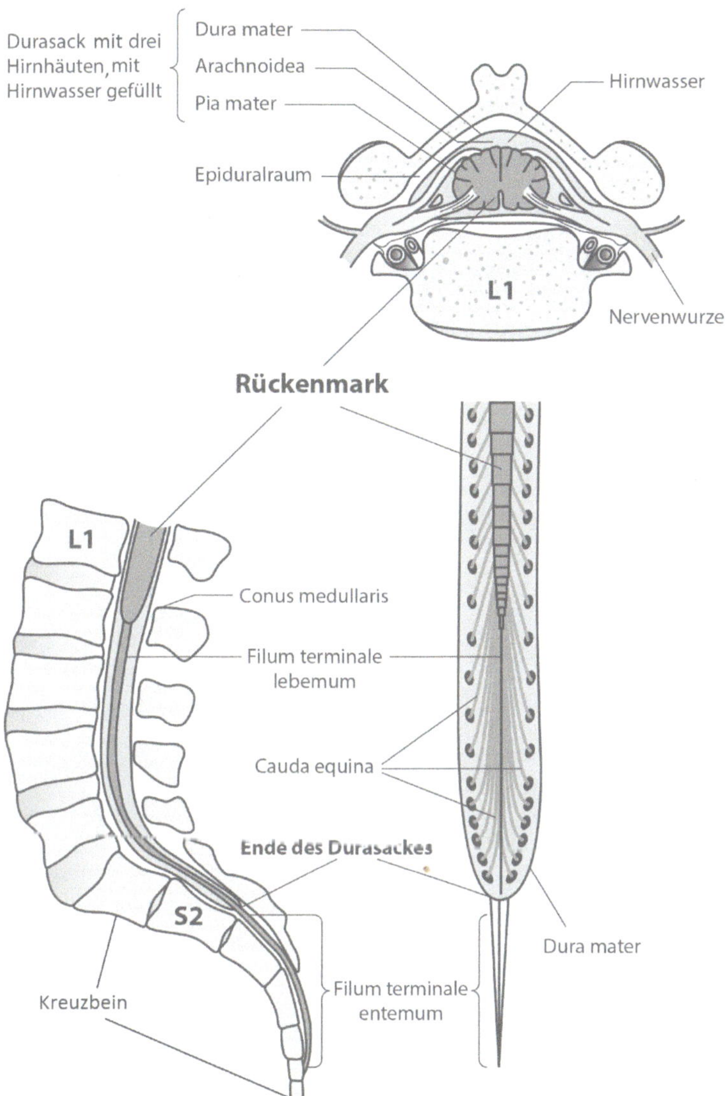

Abb. 22.1 Die Abbildung zeigt die wichtigsten anatomischen Strukturen zum Verständnis der Duraektasie bei Marfan-Syndrom

Grad 3 (Abb. 22.2) entspricht einer deutlich ausgeprägten Duraektasie, die durch das Auftreten einer anterioren Meningozele gekennzeichnet ist.

In sehr seltenen Fällen bilden sich große Hirnwasserblasen, sog. Meningozelen. Beim Marfan-Syndrom treten Meningozelen typischerweise im unteren Beckenraum auf. Meningozelen drängen als Aussackungen der Dura entlang der Nervenaustrittslöcher durch den Wirbelkanal und quellen von dort in den Beckenraum. Beim Marfan-Syndrom quillt die Hirnwasserblase entweder nach vorne (anterior) oder seitlich (lateral) aus dem Wirbelkanal heraus. Typisch für das Marfan-Syndrom ist die anteriore Meningozele, bei der sich die Hirnwasser-

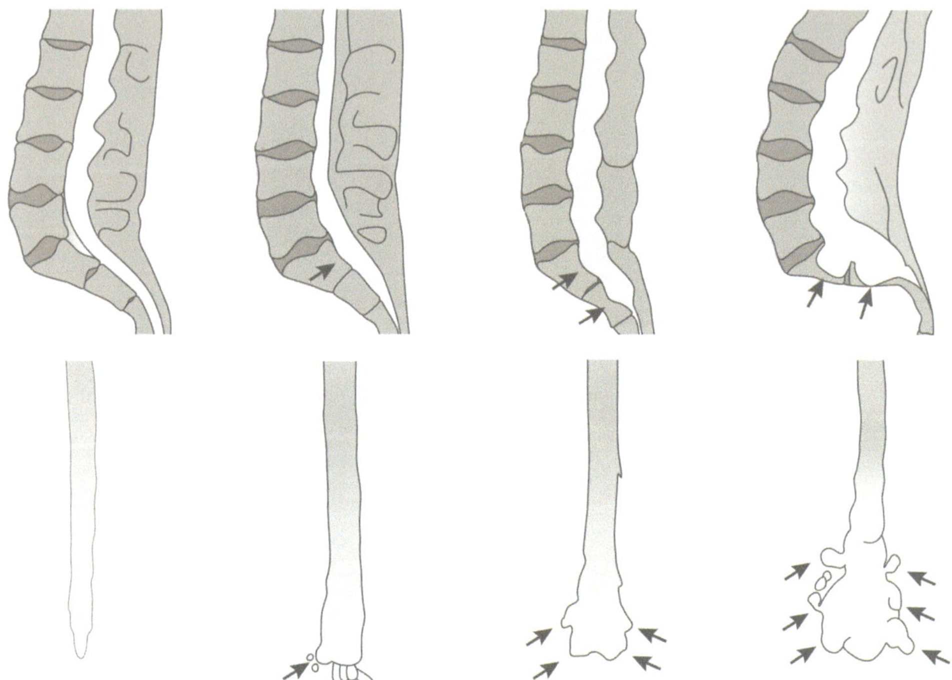

◨ Abb. 22.2 Das Maß für die Ausprägung einer Duraektasie wird nach Fattori in 4 Grade eingeteilt, wobei Grad 0 einem Normalbefund mit unauffälligem Duralsack entspricht

blase durch eines der Nervenaustrittslöcher am Kreuzbein nach vorne in den Bauchraum zwängt. Seltener bilden sich laterale Meningozelen an den seitlichen Nervenaustrittslöchern der Lendenwirbelsäule. Meningozelen führen zum Abbau des umgebenden Knochens, insbesondere im Bereich der Nervenaustrittslöcher, die zu großen Kratern werden können. Große Meningozelen können Beckenorgane, Darm, Gefäße und Nerven verdrängen oder verletzen. Auch beim Gesunden zeigt das Hirnwasser pulsartige Druckerhöhungen. Dieser Druckpuls kann wie ein Wasserhammer wirken und zum Auftreiben der Menigozele führen. In einigen Fällen scheint der Druckpuls Hirnwasser durch ein Ventil zu pumpen, das sich an einem dünnen Hals am Austrittsort der Meningozele bildet. Auf diese Weise wird ein Rückfluss des Hirnwassers in den Duralsack verhindert und die Meningozele kann riesige Ausmaße annehmen (◨ Abb. 22.3).

22.3   Wie häufig ist die Duraektasie bei Marfan-Syndrom?

Eine Duraektasie liegt bei zwischen 60–90 % aller Menschen mit genetisch bestätigtem Marfan-Syndrom vor. Dabei entwickeln nur zehn Prozent der Betroffenen eine Duraektasie Grad 3 nach Fattori, und es kommt nur in sehr seltenen Einzelfällen zum Auftreten einer Riesen-Meningozele. Insgesamt ist die Häufigkeit einer Duraektasie in allen Altersgruppen inklusive Kindern gleich. Allerdings nimmt das Ausmaß der Duraektasie gemessen in Schweregraden nach Fattori mit dem Alter zu. Das Marfan-Syndrom ist nicht die einzige Erkrankung, bei der eine Duraek-

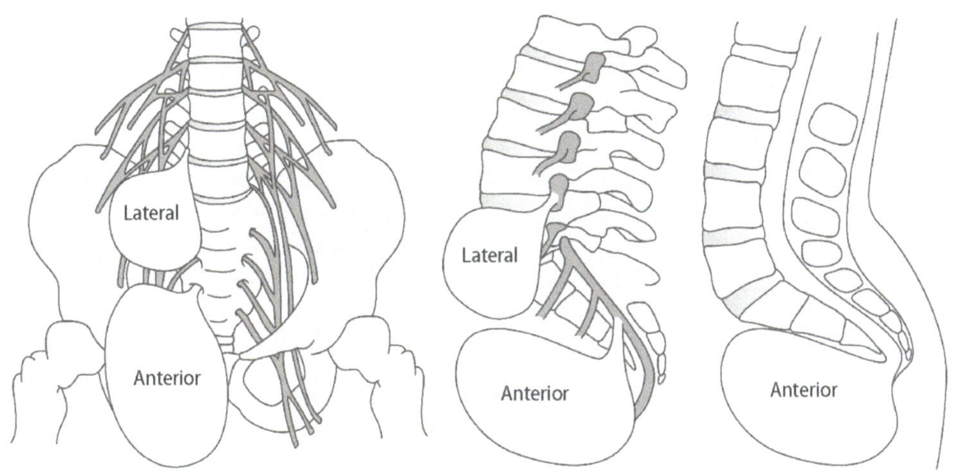

■ **Abb. 22.3** Anteriore Riesen-Meningozele (typisch für Marfan-Syndrom), bei der sich die Hirnwasserblase durch eines der Nervenaustrittslöcher am Kreuzbein nach vorne in den Bauchraum zwängt. Seltener bilden sich laterale Meningozelen an den seitlichen Nervenaustrittslöchern der Lendenwirbelsäule. *Links* Ansicht von vorne. *Mitte* Seitenansicht. *Rechts* schematische Zeichnung einer anterioren Riesen-Meningozele, wie sie bei Marfan-Syndrom in einigen Fallberichten in der Literatur beschrieben wurde

tasie auftritt. Andere Erkrankungen, die mit Duraektasie einhergehen können sind beispielsweise der MASS-Phänotyp, Mitralklappenprolaps-Syndrom, spontane Karotisdissektion, Loeys-Dietz-Syndrom, Neurofibromatose, Osteoporose, oder Spondylitis ankylosans. Damit ist klar, dass der diagnostische Nachweis einer Duraektasie allein nicht bedeutet, dass ein Marfan-Syndrom vorliegt. Dennoch gilt der Nachweis einer Duraektasie bis heute als wichtiger diagnostischer Hinweis auf das Vorliegen eines Marfan-Syndroms.

22.4 Wie erfolgt die Diagnose einer Duraektasie?

Neunzig Prozent aller Duraektasien sind bei Menschen mit Marfan-Syndrom leichtgradig oder moderat ausgeprägt. Um diese geringfügigen Veränderungen nachzuweisen, reicht eine einfache Röntgenaufnahme der knöchernen Wirbelsäule meist nicht aus. Nur in der Kernspintomographie oder in der Computertomographie können wir leicht- bis mittelgradige Duraektasien nachweisen. Das Problem bei den leichtgradigen Veränderungen der Dura ist, dass es keine einheitlichen diagnostischen Kriterien für ihren Nachweis gibt. Die bekanntesten Kriterien zur Feststellung einer Duraektasie sind die Kriterien nach Ahn et al. (2000), nach Oosterhof et al. (2001), nach Habermann et al. (2005) und nach Lundby et al. (2009) Leider werden in jeder Klinik unterschiedliche Kriterien verwendet. In Einzelfällen kann es sein, dass unterschiedliche Kriterien zu einer unterschiedlichen Bewertung hinsichtlich des Vorliegens einer Duraektasie kommen. Die Frage, ob tatsächlich eine leicht- oder mittelgradige Duraektasie vorliegt, kann für die Frage bedeutsam sein, ob ein Mensch tatsächlich ein Marfan-Syndrom hat oder nicht. Bei der alten Gent-Nosologie war die Duraektasie ein diagnostisches Hauptkriterium für das Marfan-Syndrom. Bei der neuen Gent-Nosologie ist der Nachweis einer Duraektasie allerdings nur noch in sehr seltenen Fällen ausschlaggebend für die Diagnose »Marfan-Syndrom«.

22.5   Welche Beschwerden und Komplikationen treten bei Duraektasie auf?

Das klassische Beschwerdebild der Duraektasie besteht aus Schmerzen im unteren Rückenbereich, Kopfschmerz, Schmerzen in den Oberschenkeln, Schwäche und Taubheitsgefühl oberhalb und unterhalb des Kniegelenkes sowie Schmerzen im Bereich des Genitales und des Enddarms. Es ist aber unklar, ob dieses »klassische Beschwerdebild« bei leicht- bis mittelgradiger Duraektasie besteht, oder erst bei Fattori Grad 3 der Duraektasie. Folgende Komplikationen gehen auf eine Duraektasie zurück. Sie treten bei Marfan-Syndrom aber nur in sehr seltenen Einzelfällen auf:

22.5.1 Spontanes cerebro-spinales Liquor-Leck (CSF)

Das spontane cerebrospinale Liquorleck ist in der Fachliteratur als »cerebrospinal fluid (CSF) leak« bekannt. Klassische Zeichen des CSF-Lecks sind Kopfschmerzen, die etwa 15 Min. nach dem Aufstehen aus liegender Position auftreten, und die nach etwa 15 Min. Hinlegen nachlassen oder völlig verschwinden. Weitere Symptome sind Nackensteifigkeit, Ohrgeräusche (»Echo« oder »wie unter Wasser«), Lichtscheu und Übelkeit. Die Symptome entstehen durch einen plötzlichen Einriss der Dura, meist im Bereich der Nervenwurzeln des Rückenmarks. Durch das Leck in der Dura tritt Hirnwasser in den Epiduralraum (Abb. 22.1), und es entsteht ein Unterdruck im Hirn. Frauen sind etwa doppelt so häufig betroffen wie Männer, und das typische Alter liegt im Schnitt bei plus 40 Jahren. Selten entwickeln auch Kinder ein CSF-Leck. Einzeln auftretende Fälle heilen meist nach Bettruhe von alleine aus. In seltenen Fällen treten mehrere CSF-Lecks gleichzeitig auf. In diesen Fällen kann die Behandlung und Heilung komplizierter sein.

22.5.2 Riesen-Meningozelen

Die Literatur berichtet nur in Einzelfällen über Riesen-Meningozelen bei Marfan-Syndrom. Bei Marfan-Syndrom sind anteriore Riesen-Meningozelen häufiger als laterale Riesen-Meningozelen (Abb. 22.3). Riesen-Meningozelen bleiben oft symptomlos, können sich aber durch Verstopfung, Harnverhalt, Harninkontinenz, Menstruationsbeschwerden, Schmerzen beim Geschlechtsverkehr und Rückenschmerzen bemerkbar machen. Gefährliche Komplikationen bestehen in einem Durchbruch oder Fistelbildung der Riesen-Meningozele in den Enddarm, wodurch es zu Hirnhautentzündungen kommen kann. Riesen-Meningozelen können zur Abklemmung von Nerven mit Lähmungserscheinungen führen.

22.5.3 Wirbelfrakturen

Die Aussackung der Dura geht einher mit der Verdrängung des umgebenden Knochens. Dabei kommt es zur Verdünnung der Lendenwirbel und des Kreuzbeins. Damit erhöht sich die Gefahr von schmerzhaften Wirbelbrüchen und Verletzung von Nervenwurzeln und Lähmungserscheinungen.

22.5.4 Abgeschwächte Wirkung einer Spinalanästhesie

Die Spinalanästhesie ist eine rückenmarksnahe örtliche Betäubung, die vielfach auch bei der Geburt eingesetzt wird. Sie wird bei Marfan-Syndrom verwendet, um Kreislaufbelastungen unter Geburtsstress zu minimieren. Bei der Spinalanästhesie wird ein lokales Betäubungsmittel in den Hirnwasserraum in Höhe der Lendenwirbelsäule gespritzt. Es gibt Fallberichte über Mütter mit Marfan-Syndrom, bei denen aufgrund einer Duraektasie die Spinalanästhesie nicht oder nur abgeschwächt wirkte. Man vermutet, dass sich das Betäubungsmittel in der ausgesackten Dura anders verteilt und deshalb in seiner Wirkung schlechter berechenbar ist. Die Schwierigkeiten lassen sich durch eine peridurale Anästhesie (PDA) vermeiden. Dabei wird das Lokalanästhetikum nicht in das Hirnwasser injiziert, sondern rückenmarksnah außerhalb des Duralsackes.

22.6   Wie wird eine Duraektasie behandelt?

Eine spezifische Behandlung ist nur bei Komplikationen der Duraektasie nötig. Das spontane cerebrospinale Liquorleck schließt sich meist von alleine. In seltenen Fällen ist eine weiterführende Therapie nötig. Hierbei ist die häufigste Behandlungsmethode das Setzen eines epiduralen Blutpatches (EBP). Wie bei der Epiduralanästhesie werden dazu 10–20 ml Eigenblut des Patienten in den Epiduralraum injiziert, wodurch das Duralleck in fast allen Fällen verschlossen wird. Der Einsatz von Fibrinkleber oder offenes chirurgisches Vorgehen sind nur sehr selten erforderlich. Auch Meningozelen werden im Allgemeinen nur bei Symptomen oder Komplikationen behandlungsbedürftig. Hierbei werden dann sowohl offen chirurgische Verfahren als auch endoskopische Techniken eingesetzt.

Literatur

Ahn NU, Sponseller PD, Ahn UM, Nallamshetty L, Rose PS, Buchowski JM et al.(2000) Dural ectasia in the Marfan syndrome: MR and CT findings and criteria. Genet Med.;2:173–179

Oosterhof T, Groenink M, Hulsmans FJ, Mulder BJ, van der Wall EE, Smit R, et al. (2001) Quantitative assessment of dural ectasia as a marker for Marfan syndrome. Radiology. 2001;220:514–518

Habermann CR, Weiss F, Schoder V, Cramer MC, Kemper J, Wittkugel O, et al. (2005) MR evaluation of dural ectasia in Marfan syndrome: reassessment of the established criteria in children, adolescents, and young adults. Radiology. 2005;234:535–541

Lundby R, Rand-Hendriksen S, Hald JK, Lilleas FG, Pripp AH, Skaar S, et al. (2009) Dural ectasia in Marfan syndrome: a case control study. AJNR Am J Neuroradiol. 2009;30:1534–1540

Die Lunge bei Marfan-Syndrom

Yskert von Kodolitsch, Peter N. Robinson

23.1 Einführung – 134

23.2 Was ist ein Pneumothorax? – 134

23.3 Wie häufig ist ein Pneumothorax
bei Marfan-Syndrom und wen trifft es? – 134

23.4 Wie erkennt man einen Pneumothorax? – 135

23.5 Wie verhalte ich mich bei Pneumothorax? – 135

23.6 Wie vermeide ich einen Pneumothorax? – 136

23.7 Welche anderen Lungenprobleme treten
bei Marfan-Syndrom auf? – 136
23.7.1 Blebs und Bullae – 136
23.7.2 Lungenfunktionsstörungen – 136
23.7.3 Lungenemphysem – 137
23.7.4 Bronchiektasen und Bronchioliektasen – 137

Marfan Hilfe (Deutschland) e.V. (Hrsg.), *Das Marfan-Syndrom*,
DOI 10.1007/978-3-662-53259-1_23, © Springer-Verlag GmbH Deutschland 2017

23.1   Einführung

Das Luftröhre, die großen Bronchien, die kleinen Bronchien und das Lungengewebe selbst enthalten Bindegewebe und können entsprechend vom Marfan-Syndrom betroffen sein. Für den Betroffenen macht die Lunge selten ernsthafte Probleme. Wenn sich die Lunge »bemerkbar« macht, dann ist es meistens in Form eines akut auftretenden »Pneumothorax«. Andere Lungenprobleme sind meist chronisch und bereiten sehr selten Probleme. In diesem Kapitel stellen wir ausführlich die Symptome und Behandlungsmöglichkeiten des Pneumothorax bei Marfan-Syndrom dar. Zum Schluss erklären wir kurz, welche anderen Lungenprobleme bei Marfan-Syndrom auftreten können.

23.2   Was ist ein Pneumothorax?

Pneuma bedeutet »Luft« (auf Altgriechisch) und Thorax heißt »Brustkorb«. Ein Pneumothorax liegt vor, wenn Luft in den Raum zwischen Lunge und Brustwand eintritt. Dieser Raum wird als Pleuraspalt bezeichnet. Im Pleuraspalt befindet sich normalerweise ein dünner Flüssigkeitsfilm, der durch Unterdruck bewirkt, dass die Lunge an der Brustwand haftet. Wenn Luft in den Pleuraspalt dringt, reißt der Flüssigkeitsfilm, die Lunge verliert ihre Haftung mit der Brustwand. Als Folge davon fällt die Lunge in sich zusammen.

Beim Marfan-Syndrom können sich blasenartige Ausstülpungen der Lunge entwickeln, die als Lungenbläschen (Bleb) oder Lungenblase (Bulla) bezeichnet werden. Wenn eine dieser Lungenblasen platzt, tritt Luft aus der Lunge in den Pleuraspalt, und es entsteht ein Pneumothorax. Durch den Unterdruck im Pleuraspalt wird die Luft weiter aus der Lunge in den Pleuraspalt gesaugt bis kein Unterdruck mehr vorhanden ist oder bis sich die Lungenblase von selbst verschließt. Ein kompletter Kollaps der Lunge tritt sehr selten auf und ist dann meistens durch einen Ventileffekt in der Öffnung der Lungenblase bedingt. Durch diesen Ventileffekt wird der Pleuraraum »aufgepumpt« und es entsteht ein Überdruck, der den betroffenen Lungenflügel vollständig zusammenpresst (Spannungspneumothorax). Der Überdruck im Pleuraraum kann auch andere Organe verdrängen und die Pumpfunktion des Herzens so beeinträchtigen, dass sich lebensbedrohliches Herz-Kreislaufversagen entwickelt (❏ Abb. 23.1).

23.3   Wie häufig ist ein Pneumothorax bei Marfan-Syndrom und wen trifft es?

Etwa vier Prozent aller Patienten mit Marfan-Syndrom geben an, in ihrem Leben einen Pneumothorax gehabt zu haben. Das Risiko einen Pneumothorax zu erleiden ist gegenüber der Normalbevölkerung somit 9-fach erhöht. Das Alter bei Pneumothorax liegt typischerweise zwischen 16 und 40 Jahren und im Mittel bei etwa 20 Jahren. Männer mit Marfan-Syndrom sind etwas häufiger betroffen als Frauen. In einer Serie von acht Patienten mit Marfan-Syndrom entwickelten zwei Betroffene zweimal bzw. dreimal einen Pneumothorax. Das Auftreten eines beidseitigen Pneumothorax und das Auftreten eines Pneumothorax bei mehreren Mitgliedern einer Familie von Menschen mit Marfan-Syndrom wurden in der Literatur beschrieben. Risikofaktoren für Pneumothorax bei Marfan-Syndrom sind knöcherne Brust- und Wirbelsäulendeformitäten, Hochwuchs, und Lungenbläschen oder Lungenblasen im Röntgenbild oder im CT. Rauchen scheint bei Marfan-Syndrom kein erhöhtes Risiko für Pneumothorax darzustellen.

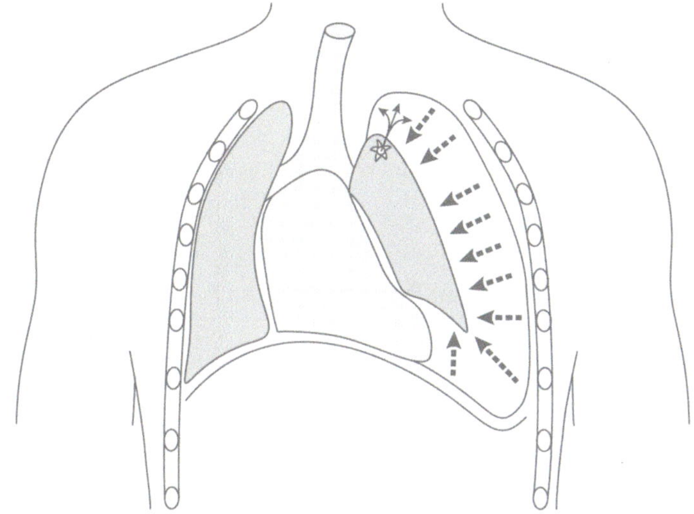

Abb. 23.1 Beispiel eines Pneumothorax mit Kollaps des linken Lungenflügels bei intaktem rechtem Lungenflügel. Durch das Platzen einer Bulla (kleine Pfeile) tritt Luft in den Pleuraspalt, der sich zwischen Lunge und Brustwand befindet. Das führt zum Zusammenschnurren der Lunge (große Pfeile).

23.4 Wie erkennt man einen Pneumothorax?

Auslöser eines Pneumothorax können Anstrengungen sein, die mit gesteigerter Atemarbeit einhergehen. Häufigstes Symptom des Pneumothorax ist ein stechender Schmerz, der bei tiefer Atmung zunimmt. Um diese Schmerzen zu vermeiden, atmen Betroffene möglichst flach und schnell. Es kann trockener Reizhusten auftreten. Manchmal tritt Luft ins Unterhautfettgewebe, die sich unter Entstehung knisternder Geräusche wegdrücken lässt (Hautemphysem). Der Herzschlag kann beschleunigt sein. Manchmal schleppt die Atmung auf der betroffenen Seite nach, was durch kleine und zeitlich verzögerte Atembewegungen auffällt. Als Zeichen von Sauerstoffmangel können sich zunächst die Lippen, später auch die Haut und die Schleimhaut bläulich verfärben (Zyanose). Bei Marfan-Patienten können die Symptome des Pneumothorax mit den Symptomen einer Aortendissektion verwechselt werden. Auf diese Weise kann sich der Nachweis des Pneumothorax verzögern.

Beim unkomplizierten Pneumothorax können die Beschwerden gering ausgeprägt sein, während ein Spannungspneumothorax innerhalb weniger Minuten zu einem dramatischen Krankheitsbild führt. Für den Nachweis eines Pneumothorax reicht in der Regel ein einfaches Röntgenbild der Lunge aus.

23.5 Wie verhalte ich mich bei Pneumothorax?

Bei Auftreten oben genannter Symptome sollte sofort ein Notarzt verständigt und die nächste Klinik aufgesucht werden. Meist reicht eine normale Röntgenaufnahme um einen Pneumothorax nachzuweisen. Die Behandlung richtet sich nach Größe und Art des Pneumothorax. Meistens wird ein kleiner Schlauch durch die Haut der Brustwand in den Pleuraspalt gelegt

(Pleuradrainage). Dann wird diese Drainage an eine Saugung angeschlossen und man wartet, bis sich die Lunge wieder an die Brustwand anlegt. Hierbei verbringt der Patient meist zwei bis drei Tage an der Saugung. Wenn der Pneumothorax klein ist, legt er sich häufig auch ohne Drainage an. In komplizierten Fällen muss das Loch in der Lunge allerdings entweder verklebt (Pleurodese) oder chirurgisch verschlossen werden. Ein chirurgischer Verschluss ist häufig durch eine videoassistierte Thorakoskopie (VATS) möglich, ohne dass die Lunge operativ offen gelegt werden muss.

23.6   Wie vermeide ich einen Pneumothorax?

Prinzipiell gibt es keine speziellen Maßnahmen, die ergriffen werden können um das Auftreten eines Pneumothorax bei Marfan-Syndrom zu verhindern. In der Literatur findet sich die Empfehlung auf Gerätetauchen, schnelle Fahrstühle, und das Spielen von Blasinstrumenten zu verzichten. Wir meinen, dass Fahrstuhlfahren bei Marfan-Syndrom prinzipiell in Ordnung ist. Die übrigen Empfehlungen sind die gleichen, wie zur Vermeidung von Aortenkomplikationen.

23.7   Welche anderen Lungenprobleme treten bei Marfan-Syndrom auf?

Von den hier aufgeführten Veränderungen der Lunge treten nur Blebs und Bullae mit nennenswerter Häufigkeit bei Marfan-Syndrom auf. Die anderen Veränderungen erwähnen wir, um das klinische Bild abzurunden und bei ungewöhnlichen Röntgenbefunden oder bei »seltsamen Symptomen« zumindest eine Idee zu geben, was eventuell dahinter stecken könnte.

23.7.1 Blebs und Bullae

Im einfachen Röntgenbild zeigen etwa 5 % aller Erwachsenen mit Marfan-Syndrom Blebs oder Bullae in den oberen Lungenbereichen. Im CT weisen ungefähr 10 % aller Marfan-Patienten solche Veränderungen auf. Experten sind sich uneins, ob die Häufigkeit dieser Veränderungen bei Marfan-Syndrom wirklich höher ist, als in der Normalbevölkerung. Ebenso ist es strittig, ob das Platzen dieser Bläschen tatsächlich die Ursache eines Pneumothorax ist, oder ob auch im Röntgenbild oder CT unsichtbare »pleurale Porositäten« Ausgangspunkt für die Entwicklung eines Pneumothorax sein können.

23.7.2 Lungenfunktionsstörungen

Beim Marfan-Syndrom ist die Lungenfunktion im statistischen Vergleich mit Gesunden etwas eingeschränkt. Typisch ist eine restriktive Ventilationsstörung, die sich durch ein verkleinertes Lungenvolumen auszeichnet. Ein verkleinertes Lungenvolumen ergibt sich vor allem bei Marfan Patienten, die gleichzeitig eine Skoliose und eine Trichterbrust haben, die so ausgeprägt sind dass sie die Lungen »einquetschen«. Die Funktionsstörung der Lunge führt beim Betroffenen nur selten zum Gefühl von Luftnot. Bei der Lungenfunktionsprüfung kann es zu Fehlern der Bewertung der Ergebnisse kommen, weil bei Marfan-Syndrom das Brustvolumen im Verhältnis zur Körpergröße durch die Überlänge der Gliedmaßen systematisch kleiner ist als in den Norm-kollektiven zur Berechnung der Normwerte.

23.7.3 Lungenemphysem

Das Lungenemphysem ist eine Aussackung der Lungenbläschen (Alveolen) bei der es zu einer schwammartig aufgeblähten Lunge kommt. Diese Veränderung kann sehr selten auch durch ein Marfan-Syndrom bedingt sein. Typisch ist ein Lungenemphysem bei einer schweren Form des Marfan-Syndroms, dem neonatalen Marfan-Syndrom, das bereits bei der Geburt zu schweren Symptomen führt.

23.7.4 Bronchiektasen und Bronchioliektasen

Die Bronchiektase ist eine sackförmige oder zylindrische Ausweitung der mittelgroßen Atem-wege (Bronchien). Die Bronchioliektase ist eine sackförmige oder zylindrische Ausweitung der kleinen Atemwege (Bronchiolen). Die Aussackungen der Atemwege sammeln Schleim an, den Bakterien besiedeln, die einen chronischen Entzündungsherd bilden. Die Betroffenen husten schaumig-serös-eitrigen Auswurf ab, und können Lungenentzündungen entwickeln. Oft ist die lebenslange Einnahme von Antibiotika erforderlich. Zum Glück sind auch diese Veränderun-gen der Lunge bei Marfan-Syndrom extrem selten.

Bauchschmerz bei Marfan-Syndrom

Yskert von Kodolitsch, Peter N. Robinson

24.1 Einführung – 140

24.2 Akuter mechanischer Darmverschluss – 140

24.3 Darmdivertikel – 140

24.4 Zwerchfellhernien – 141

24.5 Leberzysten und Nierenzysten – 141

24.6 Bauchwandhernien – 141
24.6.1 Leistenbrüche – 141
24.6.2 Beckenbodenhernie – 142
24.6.3 Narbenbrüche – 142

Marfan Hilfe (Deutschland) e.V. (Hrsg.), *Das Marfan-Syndrom*,
DOI 10.1007/978-3-662-53259-1_24, © Springer-Verlag GmbH Deutschland 2017

24.1   Einführung

Dieses Kapitel sollte eigentlich den Titel tragen: »Leistenbruch bei Marfan-Syndrom«. Die Durchsicht der Literatur ergab allerdings, dass bei Marfan-Syndrom Beschwerden im Bauchbereich auf vielfältige Weise entstehen. Wir zeigen im Folgenden auf, dass die Ursachen von Bauchbeschwerden beim Marfan-Syndrom ein akuter Darmverschluss, Divertikulitis, Zwerchfellhernien, Leber- und Nierenzysten und Bauchwandhernien sein können. Diese Differentialdiagnosen des Bauchschmerzes bei Marfan-Syndrom sind wichtig, da bei diesen Beschwerden oft »nur« an die Aorta gedacht wird, und andere Ursachen dadurch erst verspätet diagnostiziert und behandelt werden. Wir schildern deshalb kurz jene Ursachen von Bauchbeschwerden, die nur in Fallberichten beim Marfan-Syndrom beschrieben wurden und auf die auch in der Standardliteratur über das Marfan-Syndrom kaum hingewiesen wird.

24.2   Akuter mechanischer Darmverschluss

Ein akuter mechanischer Darmverschluss ist ein prinzipiell unverzüglich zu behandelndes Krankheitsbild, bei dem es zu einer Behinderung der Darmpassage kommt. Prinzipiell gibt es hierfür sehr viele Ursachen, wie es zu einem solchen Darmverschluss kommt. Bei Marfan-Patienten gibt es zwei wesentliche Gründe. Erstens ist bekannt, dass bei Marfan-Syndrom durch die Einklemmung eines Leistenbruches ein Darmverschluss auftreten kann (s. u.). Zweitens aber sind bei Marfan-Syndrom die Bänder (Mesenterien), an denen der Darm im Bauch aufgehängt ist, länger und beweglicher als gewöhnlich. Dadurch ist das Darmgekröse ebenfalls beweglicher als üblich und kann sich deshalb so verschlingen, dass es zu einer mechanischen Behinderung der Darmpassage kommt. Dieses Phänomen wurde bei Jugendlichen und jungen Erwachsenen mit Marfan-Syndromen in Einzelfällen beschrieben. Wenn Bauchschmerzen durch einen mechanischen Darmverschluss bedingt sind, sollte der Arzt ein Röntgenbild des Darms anfertigen und ggf. zügig einen Bauchchirurgen hinzuziehen.

24.3   Darmdivertikel

Etwa ein Drittel aller Menschen im Alter von über 60 Jahren haben kleine Ausstülpungen (Divertikel) im Bereich des Dickdarms. Diese Divertikel machen nur dann Beschwerden, wenn es zu Entzündungen kommt. Die häufigste Stelle für entzündete Darmdivertikel (Divertikulitis) ist der Dickdarm, insbesondere der Abschnitt vor dem Enddarm (Colon sigmoideum), der sich im linken Unterbauch befindet. Deshalb ist für eine Divertikulitis typisch, dass Schmerzen im linken Unterbauch auftreten. Bei Marfan-Syndrom wurde in Einzelfällen über Darmdivertikel bereits im Alter von 20–30 Jahren berichtet. Wahrscheinlich kann die Bindegewebsschwäche auch die Darmwand betreffen. Deshalb sollte man bei jungen Menschen mit Marfan-Syndrom insbesondere dann an eine Divertikulitis denken, wenn Bauchschmerzen im linken Unterbauch auftreten. Wichtig ist zu wissen, dass Divertikel bei Marfan-Syndrom auch an untypischen Stellen des Darms auftreten und dass Divertikel sogar in anderen Hohlorganen des Bauches, wie beispielsweise der Urinblase, beschrieben wurden.

24.4   Zwerchfellhernien

Das Zwerchfell ist eine aus Muskel bestehende Scheidewand, die den Brustraum vom Bauchraum trennt. Das Zwerchfell kann Lücken aufweisen oder eine gewisse Muskelschwäche haben, wie dieses bei einigen Marfan-Patienten der Fall zu sein scheint. Auf diese Weise können Bauchorgane wie Magen, Darm, Leber oder Milz in den Brustkorb rutschen. Hierbei kann es durch Behinderung der Lunge zu Luftnot oder durch Einklemmung der Bauchorgane zu akutem Darmverschluss kommen. Die meisten Zwerchfellhernien treten linksseitig auf. Bei Marfan-Syndrom wurden Zwerchfellhernien beschrieben, bei denen Teile des Magens in den Brustraum traten. Zwerchfellhernien werden meistens chirurgisch behandelt.

24.5   Leberzysten und Nierenzysten

Leber- und Nierenzysten sind flüssigkeitsgefüllte Hohlräume, die beim Marfan-Syndrom häufiger auftreten als in der gesunden Bevölkerung. Die Zahl der Zysten ist bei Marfan-Syndrom höher als bei Trägern von Zysten ohne Marfan-Syndrom, und sie finden sich bereits in jüngerem Lebensalter. Nieren- oder Leberzysten werden meist durch Zufall bei einer Sonographie oder im CT entdeckt. Leberzysten können sehr selten zu Schmerzen im Oberbauch, Völlegefühl, und Appetitlosigkeit führen. Nierenzysten können sehr selten zu Rückenschmerz, Bauchschmerz und Bluthochdruck führen. Bei Marfan-Syndrom liegen keine Daten zu Symptomen von Nieren- oder Leberzysten vor.

24.6   Bauchwandhernien

24.6.1 Leistenbrüche

Brüche der Bauchwand mit Vorwölbung von Baucheingeweiden sind auch in der gesunden Bevölkerung häufig. Am häufigsten ist der Leistenbruch. So werden 1,5 % aller Gesunden in der Bevölkerung im Laufe ihres Lebens wegen eines Leistenbruchs operiert. Bei unseren Hamburger Marfan-Patienten wurden 9 % der Erwachsenen an einem Leistenbruch operiert, bei den französischen Marfan-Patienten waren es 10 %. Eine schwedische Untersuchung zeigte, dass 15 % aller Menschen mit Aneurysma der Brustaorta eine Leistenhernie haben. Leistenhernien bei Marfan-Syndrom sind also häufiger als in der Bevölkerung, und sie scheinen auch häufiger beidseitig aufzutreten, oder einen Zweiteingriff wegen des erneuten Auftretens zu erfordern. Die Gefahr aller Bachwandhernien ist die Einklemmung von Darmgekröse (Inkarzeration), durch die es zur Unterbrechung der Darmdurchblutung, Bauchfellentzündung, Darmverschluss und Absterben des Darmes kommt. Eine Darminkarzeration muss deshalb unverzüglich operiert werden. Leistenhernien sollten rechtzeitig operiert werden, um eine Notfalloperation bei Einklemmung zu vermeiden, da bei diesen Operationen Komplikationen oft nicht vermeidbar sind. Geplante Operationen werden meist in Lokalanästhesie durchgeführt, bei Marfan-Syndrom wird die Naht an der Bruchpforte oft, aber nicht zwingend immer, durch ein Netz verstärkt; auch endoskopische Verfahren kommen zum Einsatz.

24.6.2 Beckenbodenhernie

Brüche im Bereich des Beckenbodens sind sehr selten und betreffen meist ältere Frauen. Neben Schmerzen im Unterbauch kann es bei der sog. Hernia obturatoria durch Abklemmung eines Nervs auch zu Schmerzausstrahlung in die Innenseite des Oberschenkels kommen. Da diese Brüche äußerlich nicht sichtbar sind, werden sie oft fehldiagnostiziert. Bei Marfan-Syndrom wurde dieser Hernietyp bei einer jungen Frau beschrieben.

24.6.3 Narbenbrüche

Hernien im Bereich der Narbenregion treten bei 1–10 % nach operativen Eingriffen auf. Vor allem Operationen mit Einschnitten in der Mittellinie des Bauches neigen zu Bildung von Narbenhernien. Häufiges Husten direkt nach Bauchoperation, beispielsweise bedingt durch mangelhafte Atemgymnastik, kann die Bildung von Narbenhernien fördern. Eine chirurgische Revision einer Narbenhernie sollte frühestens ein halbes bis ein Jahr nach der Bauchoperation durchgeführt werden. Patienten mit Marfan-Syndrom neigen nach Eindruck vieler Experten besonders zur Bildung von Narbenhernien.

Serviceteil

Glossar – 144

Stichwortverzeichnis – 150

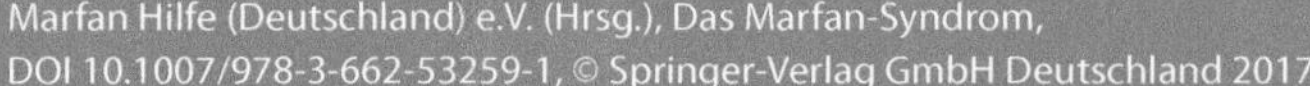

Marfan Hilfe (Deutschland) e.V. (Hrsg.), Das Marfan-Syndrom,
DOI 10.1007/978-3-662-53259-1, © Springer-Verlag GmbH Deutschland 2017

Glossar

ACE-Inhibitoren (oder ACE-Hemmer) Gruppe von Medikamenten, die insbesondere zur Behandlung des Bluthochdrucks und der chronischen Herzschwäche eingesetzt werden

Acetabulum Hüftpfanne

Adoleszenz Zeit des Heranwachsens

aerob Stoffwechselvorgänge mit ausreichender Sauerstoffzufuhr

Affektion Befall des Körpers (oder von –teilen) mit einer Krankheit

Amblyopie Schwachsichtigkeit des Auges

Aminosäure zu Ketten verbundene Bestandteile der Proteine

anaerob Stoffwechselvorgänge mit nicht ausreichender Sauerstoffzufuhr

Aneurysma Aussackung von Blutgefäßen

Anulus Klappenring, in welchem die Aortenklappe befestigt ist

Aorta Hauptschlagader

Aorta ascendens aufsteigender Teil der Aorta

Aorta descendens absteigender Teil der Aorta

apikale Blebs Blasenbildung in den Lungenspitzen

Arachnodaktylie Spinnenfingrigkeit

Arthrodesen Gelenkversteifungen

Arthrorise Verfahren zur Korrektur des Plattfußes bei Jugendlichen

Arthrose Gelenkerkrankung

Astigmatismus Stabsichtigkeit, Brechungsfehler

asymptomatisch ohne Krankheitserscheinungen, ohne Symptome

AT1-Rezeptorantagonisten Medikamente gegen Bluthochdruck (Sartane)

Atherosklerose (Arteriosklerose) Ablagerung von Fett, Thromben, Bindegewebe und Kalk in den Blutgefäßen

autosomal dominant eine Vererbbarkeit, die – unabhängig vom Geschlecht - auch dann zum Tragen kommt, wenn nur eines der beiden Chromosomen das (fehlerhafte) Gen enthält

Beta(rezeptoren)blocker Medikamente zur Senkung der Herzfrequenz und des Blutdrucks

Bifurkation Gabelung der Bauchschlagader in die Beinarterien

Biometrie Achsenlängenmessung des Auges mit Ultraschall oder einem Laserverfahren

Brechungsmyopie Kurzsichtigkeit aufgrund zu hoher Brechkraft von Hornhaut und/oder Linse

Buckelchirurgie chirurgisches Verfahren zur Behandlung von Netzhautablösungen

BMP »Bone Morphogenetic Proteins« – Wachstumsfaktoren aus der TGB-β-Familie (Untergruppe der Zytokine)

Calcaneus Fersenbein

Caput femoris Hüftkopf – Teil des Oberschenkelknochens

Carotisdissektion Längsspaltung der Halsschlagader

cbEGF kalziumbindender Teilbereich des Fibrillins

Cerclage Gürtel aus Silikongummi, der das Auge nach einer Netzhautablösung umschnürt (▶ a. Buckelchirurgie)

Clavusbildung Ausbildung von Hühneraugen

Composite Graft in der Aortenchirurgie verwendete Prothese

Cornea plana Abflachung der Hornhaut

CT Computertomografie

Deletion Verlust eines DNA-Abschnitts (Form der Genmutation)

Derotationsspondylodese operatives Verfahren zur Korrektur einer Skoliose

Dilatation Erweiterung

dysproportionierter Habitus nicht der Norm entsprechendes Erscheinungsbild

Dissektion Längsspaltung der Aortenwand

Divertikulitis Entzündung von Ausstülpungen in der Darmwand

DNA Desoxyribonukleinsäure, Speichermoleküle der Erbinformation

Dolichostenomelie Fehlbildung des Knochensystems, gekennzeichnet durch lange, dünne Gliedmaßen

Dolichozephalie schmaler Schädel

Domäne kleinste, stabil gefaltete Struktur in einem Protein

dominant sich durchsetzende Erbinformation (Gegenteil: rezessiv)

Dura Kurzform für Dura mater, Hüllhaut des Zentralnervensystems

Duraektasie Aufweitung des Duralsackes mit gleichzeitiger Verdrängung des umgebenden Wirbelsäulenknochens

Echokardiographie Ultraschalluntersuchung (z.B. des Herzens)

Ectopia lentis Linsenschlottern

EGF epidermaler Wachstumsfaktor

Emphysemblasen blasenartige Ausstülpungen der Lunge

Endokarditis Entzündung der Herzinnenhaut

endoprothetischer Gelenkersatz Implantation von künstlichen Gelenken (z.B. Hüfte, Knie)

Enophthalmus eingefallene Augen

Entry Eingang zum »falschen« Flusskanal bei einer Aortendissektion

Enzym Protein, welches chemische Vorgänge beschleunigt

Epiphysiodese operativer Verschluss der Wachstumsfugen zur Bremsung des Längenwachstums

Evaluierung sach- und fachgerechte Bewertung, Beurteilung

evidenzbasiert auf Grundlage der besten medizinischen empirischen Daten und Erkenntnisse, die zum jeweiligen Zeitpunkt verfügbar sind

Exon Untereinheit eines Gens, enthält die Information zur Proteinbildung

Exploration Befragung, Erforschung

extrazelluläre Matrix Teil des Gewebes, der zwischen den Zellen liegt und sie geflechtartig umgibt

Familienanamnese Sammlung von Angaben über eine Erkrankung, die bei verschiedenen Mitgliedern einer Familie aufgetreten ist

Faszie Hüllschicht von Muskeln, Muskelgruppen oder Organen, bestehend aus Bindegewebe (Kollagenfasern und Elastin)

***FBN1*-Mutation** vererbbare Veränderung im Fibrillin-1-Gen

Fibrillin Bindegewebsprotein

Fissur Spalt, Einschnitt

Fluoridierung Einsatz von Fluorpräparaten zur Zahnschmelzhärtung

Fusion operative Verbindung von Wirbeln (Versteifung)

Grauer Star Eintrübung der Linse, Katarakt

Grüner Star Druckerhöhung im Augapfel, Glaukom

Hämatom Bluterguss

Haptiken Haltebeinchen einer Kunstlinse, die die Linse hinter der Pupille in der Mitte halten sollen

Hernien Eingeweidebrüche

Hohlvenen die beiden größten Venen im menschlichen Körper

Homozystinurie Stoffwechselkrankheit

Hüftdisplasie Fehlbildung der Hüftpfanne

Hüfttotalendoprothese künstliches Hüftgelenk

Hyperkyphose Buckelbildung

Hyperlordose Hohlrückenbildung

Hypermobilität Überbeweglichkeit

Hypertelorismus weiter Augenabstand

Hypertension Bluthochdruck, Hypertonie

Hypoplasie genetisch bedingte Unterentwicklung eines Organs, Organteils oder Gewebes

Hypothermie Senkung der Körpertemperatur

iatrogen durch ärztliche Diagnostik oder Behandlung verursacht

idiopathisch von unklarer Ursache

Inhibitoren Hemmstoffe

Insuffizienz eingeschränkte Funktionsfähigkeit, Schwäche, unzureichende Leistung eines Organs/Organsystems

interdisziplinär fachübergreifend

Intervention medizinischer Eingriff

intrafamiliäre Variabilität individuelle Unterschied in der Erbinformation innerhalb einer Familie

intramural innerhalb der Wand eines Hohlorgans

intraoperativ während einer Operation

Intron Untereinheit eines Gens ohne Information zur Proteinbildung

Inzision Einschnitt, Durchtrennung körpereigenen Gewebes

Iris Regenbogenhaut des Auges

Iris-Capture Iriseinklemmung

isokinetische Belastung dynamische Belastung

isometrische Belastung statische Belastung

Jugulargrube Vertiefung vorn am Hals (zur Pulsmessung geeignet)

kardiovaskulär das Herz und das Gefäßsystem betreffend

Karyogramm Chromosomendarstellung

Katarakt Eintrübung der Linse (grauer Star)

Klappeninsuffizienz Schlussunfähigkeit der Klappen

Kommissuren Verbindungsstellen der Aortensegel mit der Aortenwand

kongenital angeboren

konservative Therapie ohne Operation

Koronararterien arterielle Kranzgefäße des Herzens

Kryoextraktion Entfernung der gesamten Linse mit ihrer Kapsel aus dem Auge mittels Kältesonde

Laparatomie Zugang durch die Bauchdecke

Laserkoagulation Verschweißung von Gewebe mittels eines Laserstrahls

Laxizität (z.B. der Bänder) Instabilität, Nachgiebigkeit

Linsenkolobom Randeinkerbung der Augenlinse

Lokalanästhesie örtliche Betäubung

lumbal die Lendenregion betreffend

lumbosakrale Duraektasie Vorfall der Dura im Bereich von Kreuzbein und Steißbein

Lumen (wahres/falsches) Flusskanal

Luxation Verrenkung/Auskugelung von Gelenken, »Verrutschen« der Linse im Auge

mandibuläre Retrognathie Unterkieferrücklage

marfanoider Habitus marfantypisches Erscheinungsbild

Master of the Disease Herrscher über die eigene Erkrankung (durch Wissen)

medial zur Mitte ausgerichtet

Meningen Hirnhäute

Meningozele Hirnwasserblasen

Metatarsale Mittelfußknochen an der Großzehenseite

Methyldopa künstlich hergestellte Form von Aminosäure, die in der Therapie des Bluthochdrucks eingesetzt wird

minimal-invasiv endoskopische Eingriffe mit nur geringer Verletzung von Haut und Weichteilen

Mitralinsuffizienz Blutrückfluss durch undichte Mitralklappe

Mitralklappenprolaps Mitralklappe, die sich in den linken Vorhof vorwölbt

Mitralklappenrekonstruktion Wiederherstellung der Ventilfunktion mit Erhalt der Klappe

molekular die Moleküle betreffend

Mouches volantes Glaskörpertrübungen (französisch: fliegende Mücken)

MRT Magnetresonanztomografie (Kernspintomografie)

Multiorganerkrankung Erkrankung, die viele Organe betrifft

Musculi peroneus longus lange Wadenbeinmuskeln

Musculi tibialis posterior hintere Schienbeinmuskeln

Musculus ciliaris Ziliarmuskel, steuert die Brechkraft der Linse

Musculus quadriceps Kniestreckermuskulatur

Muskeltonus Muskelspannung

muskuloskelettal die Muskeln und das Skelett betreffend

Mutation Veränderung eines Gens, die zu abweichenden, vererbbaren Merkmalen führt

Myopie Kurzsichtigkeit

neonatal das Neugeborene betreffend

NGS (Next Generation Sequencing), Parallelsequenzierung, effektivere Methode der Analyse von DNA

nicht-kanonischer Signalweg nicht eindeutig, nicht regelmäßig verlaufend

Nosologie Diagnoseschema (z.B. »Gent-Nosologie«)

NT-pro-BNP-Wert Blutwert, der Hinweise auf eine Herzmuskelschwäche geben kann

okuläre Hypertension erhöhter Augeninnendruck

Olisthesis Wirbelgleiten

Orthese Unterschenkelschiene

pädiatrisch die Kinderheilkunde betreffend

Pathophysiologie Lehre von den Funktionsstörungen des menschlichen Organismus

Patella Kniescheibe

PCR-Amplifikation ▶ Polymerasenkettenreaktionen

Pectus carinatum Kielbrust

Pectus excavatum Trichterbrust

Peergruppe Gruppe Gleichaltriger mit großem Einfluss

Perforation Durchbohrung oder -stoßung des Gewebes, das eine Köperhöhle ummantelt

Perikardtamponade Einblutung in den Herzbeutel

Peripherie vom Körperstamm entfernte Strukturen, z. B. herzferne Blutgefäße

Peritonitis Bauchfellentzündung

Pes planovalgus Knicksenkfuß

Phänomenologie Beschreibung und Einteilung von Erscheinungsbildern

Phakoemulsifikation Zertrümmern und Absaugen des Linsenmaterials mittels einer Ultraschallsonde

Phänotyp Erscheinungsbild, das durch Genotyp und Umwelteinflüsse zustande kommt

Photorezeptoren lichtempfindliche Moleküle in der Netzhaut

plantar die Fußsohle betreffend

Plaqueruptur Aufreißen der dünnen Faserkappe über einer entzündlichen Veränderung in der Gefäßwand (z.B. bei Atherosklerose)

Pneumothorax Zusammenfallen der Lunge

Polymerasekettenreaktion (PCR) Methode, um die Erbsubstanz DNA zu vervielfältigen

Polymer Makromolekül, das sich aus mehreren Bausteinen zusammensetzt

Polypeptidkette Reihe von Aminosäurebausteinen, Grundgerüst eines Proteins

Präimplantationsdiagnostik (PID) humangenetische Untersuchung eines Embryos aus künstlicher Befruchtung vor der Einpflanzung in die Gebärmutter

Präklampsie Auftreten eines Bluthochdrucks und einer Proteinurie (Eiweiß im Urin) in der Schwangerschaft

Pränataldiagnostik vorgeburtliche Diagnostik

progredient fortschreitend

Proliferation Zellwachstum

prophylaktisch die Vorbeugung von Krankheiten betreffend

Proteasen Enzyme, die Proteine spalten

Proteine Eiweiße, die als Bestandteil fast aller Organe den Stoffwechsel regulieren

proteinkodierende Gene Gene, die Informationen über den Bau von Proteinen enthalten

Protrusio acetabuli Vorwölbung der Hüftgelenkspfanne und des Hüftkopfes nach innen in das Becken

Protrusionscoxarthrose Vorwölbungsarthrose des Hüftgelenks

Pupille zentrale Öffnung in der Iris des Auges

Refraktometer Messung der »Brillenwerte« des Auges

Rekonvaleszenz Genesung

Release Lockerung

reponieren wieder in die normale Lage zurückbringen

Retrognathie Rückverlagerung des Kiefers im Verhältnis zur Schädelbasis

Rezeptoren auf spezifische Reize reagierende »Signaleinrichtung« innerhalb eines Organs oder Organsystems

Rezidiv Rückfall, Wiederauftreten einer Krankheit

rigide steif, fest, unbeweglich

Rotation (der Wirbelsäule) Drehung

Ruptur Einreißen, Platzen z.B. der Aorta (Aortenruptur)

Sekretion Abgabe von Substanzen durch Zellen

Sequenzierung Methode zur Entschlüsselung der Erbinformation durch Ermittlung der Basenabfolge der DNA bzw. der Aminosäurenabfolge eines Proteins

sinotubulärer Übergang Übergang der Aortenwurzel in die aufsteigende Aorta

Sinus salvalvae Bereiche, die von den drei Taschen der Aortenklappe eingefasst werden

Sklera Lederhaut des Auges

Skoliose Fehlstellung der Wirbelsäule, gekennzeichnet durch seitliche Verbiegung

Sonografie Ultraschalluntersuchung, Echokardiografie

Spaltlampe Gerät mit spezieller Beleuchtungseinrichtung zur Untersuchung der Augen

Spondylodese operative Versteifung von Teilen der Wirbelsäule

Spondylolyse Wirbelgleiten

Stenose Verengung

Sternotomie Eröffnung des Brustkorbs mittels Längsdurchtrennung des Brustbeins

Sternum Brustbein

Striae atrophicae Dehnungsstreifen der Haut

Subluxation Verschiebung der Augenlinse aus dem optischen Zentrum

supraaortale Äste Schlagadern, die aus dem Aortenbogen abgehen und Kopf und Arme mit Blut versorgen

Talus Fußknöchel

TGF-β (»Transforming Growth Factor Beta«) ist ein Zytokin, welches an der Steuerung des Zellwachstums, der Zelldifferenzierung (d.h. Spezialisierung des Zelltyps), und an der Produktion der extrazellulären Matrix beteiligt ist

Therapieadhärenz Therapietreue, Verfolgung der Therapieziele

Thorakotomie Eröffnung des Brustkorbes zwischen den Rippen

Thorakoskopie endoskopische Untersuchung der Brusthöhle

Thorax / thorakal Brustkorb /den Brustkorb betreffend

Tonometer Gerät zur Bestimmung des Augendrucks

Topische Anästhesie örtliche Betäubung

Tortuosität der Aorta geschlängelter Verlauf der Hauptschlagader

Trikuspidalklappe Herzklappe zwischen rechtem Vorhof und rechter Herzkammer

valgisierende Osteotomie operative Korrektur einer Gelenkfehlstellung

Valgusdeformation Gelenkfehlstellung

valide gültig

Variabilität Veränderlichkeit

ventrikuläre Extrasystolen zusätzliche Schläge aus der Herzkammer

Ventilation Belüftung der Lunge, Atmung

Vertebra prominens Halswirbel

Vitrektomie operative Entfernung des Glaskörpers

Wachstumsfaktoren Proteine, die verschiedene Aspekte des Wachstums regulieren (▶ *TGF-β*)

Ziliarkörper Strahlenkörper, steuert die Brechkraft der Augenlinse

Zonulafasern Aufhängeapparat der Augenlinse

Z-Score Standard zur Ermittlung des Ausmaßes von Abweichungen gegenüber einem zu erwartenden (altersgemäßen) Durchschnittswert, z.B. bei der Behandlung herzkranker Kinder

Zyanose bläuliche Verfärbung der Haut aufgrund von Sauerstoffmangel

Zysten mit Flüssigkeit gefüllte Hohlräume

Zytokine vom menschlichen Körper produzierte regulatorische Eiweiße (Peptide), die der Steuerung der Immunantwort (z.B. Abwehr von Krankheitserregern) dienen

Stichwortverzeichnis

A

Abflussblockade   109
Adoleszentenskoliose, idiopathische   113
Aktivitätsstufe, aerobe   21
Allianz chronischer seltener Erkrankungen ACHSE e.V.   7
Amblyopie   93
Anästhesie, topische   95
Ängste   60
Angststörungen   61
Anmeldevorgang   10
Annuloplastik   82
Anpassungsstörungen   61
Anulus   82
Aorta abdominalis   76
Aorta ascendens   76
Aortenaneurysma   24, 39, 77
Aortenbogen   76
Aortendefekte   42
Aortendiameter   24, 25
Aortendilatation   65, 71
Aortendissektion   11, 43, 72, 79, 88, 135
– akute   28
Aortenersatz   79
Aortenerweiterung   42
Aortenklappenersatz   2
Aortenklappenfunktion, suffiziente   80
Aortenklappeninsuffizienz   76
Aortenklappenprothese, biologische   81
Aortenklappenring, erweitert   82
Aortenklappensegel   82
Aortenkomplikationen   71
Aortenstentgraft   85
Aortensyndrom, akutes   78
Aortentortuosität   42
Aortenwandschwäche   79
Aortenwurzel   76
Aortenwurzeldurchmesser   33
Aortenwurzelektasie   76
Aortenwurzelersatz, elektiver   85
Aortenwurzelerweiterung   33, 38
Aortopathien   32
Appetitlosigkeit   141
Arachnodaktylie   42, 112
Astigmatismus   92
AT1-Antagonisten   85

Atenolol   38
Aufhängeapparat
– gelockert   103
– Linse   92
Augenabnormalitäten   43
Augendruckmessung   93
Augeninnendruck   108
Ausdauersportarten   20
Ausgrenzung   59
Ausprägung, Schweregrad   49
Autonomieentwicklung   59

B

BAGS Bundesarbeitsgemeinschaft Selbsthilfe e.V.   7
Bakterien   122
Bauchfellentzündung   141
Beals-Hecht-Syndrom   65
Beeinträchtigung, psychosoziale   58
Befindlichkeit
– depressive   60
– psychische   58
Befunde, muskuloskelettale   112
Behandlungskonzepte   60
Behandlungsstrategien   68
Beinlängendifferenzen   119
Belastbarkeit, begrenzte   60
Belastungsfaktoren   60
Belastungsreaktionen, psychische   28
Beratung, genetische   53
Berlin-Nosologie   32
Betablocker   38
Beta-Blocker   85
Betablocker-Therapie   71
Bindegewebe   68
Bindegewebsschwäche   21
Bindegewebsstörung   44
Bindegewebsveränderungen   68
Bleb   134
Blutdrucksenkung   39
Blutgerinnung   70
Blutpatches, epidurales (EBP)   131
Blutprobe   52
Boardmeetings   25
Brust- und Wirbelsäulendeformitäten   134
Bulla   134

Bundesverband Herzkranke Kinder e.V.   7

C

Calcaneus-Stop-Schraube   118
cbEGF Domäne   65
Cheneau-Korsett   113
Coalitiones   117
Composite Graft   2
Composite-Graft   80

D

Dacron-Prothese   80
Dacron-Rohrprothese   82
Darmdurchblutung   141
Darmverschluss   140
Dehnungsstreifen   34
Derotationsspondylodese, dorsale   114
Dickdarm   140
Dissektion   78
Divertikulitis   140
Dolichostenomelie   112
Doppelstabtechnik   114
double major curve   113
Duraektasie   126
dura mater   126
Durchblutungsstörungen, Arme oder Beine   78

E

Echokardiographie   84
– transösophageale   78
Ectopia lentis   33
Einblutung, Herzbeutel   79
Einstab-Instrumentation   114
Einzelgespräche, psychotherapeutische   61
Ektopia lentis   112
Elephant-Trunk   83
Elternverantwortung   28
Endokarditis   69, 74
Endokarditisprophylaxe   85
Endokarditisrisiko   85, 124
Epiphyseodese   116

Erblindungsgefahr 109
Ergotherapie 12
Extrasystolen, ventrikuläre 71

F

Familienplanung 24
FBN1-Gen 48
FBN1-Mutationen 42
Femtolaser (FLACS) 95
Fibrillin 2
Fibrillin-1 64
Fibrillin-1-Protein 50
Fibrillindefekt 81
Fibrillinvernetzungsstörung 76
Fließeigenschaften, Blut 82
Frozen-Elephant-Trunk 83

G

Garderobe 16
Gaumenspalte 44
Geburt 24
Gehörverlust 44
Gendiagnostikgesetz (GenDG) 51
Gen für Fibrillin-1 (FBN1) 38
Genmutation 52
Genpanel-Diagnostik 45
Gent-Kriterien 58
Gent-Nosologie 32
Genuntersuchung 14
Gesichtsfeldausfälle 109
Gesundheitssystem 6
Gingivitis 124
Glaskörperinkarzeration 100
Glaskörperprolaps 100
Glaskörpertrübungen 102
Grad der Behinderung (GdB) 15
Grauer Star 44
Großwuchs 43
growing rods 114
Grundversorgung, psycho-
   somatische, psychokardio-
   logische 29
Grüner Star 94, 108

H

Hämatom, intramurales 78
Hammerzehen 119
Handgelenk- und Daumen-Zeichen
   113
Hänseleien 16

Harrington-Stäbe 114
Harry Dietz 38
Häufigkeit 2, 48
Hautemphysem 135
Hernia obturatoria 142
Herzinsuffizienz 71
Herzkatheteruntersuchung 79
Herzklappen, Verdickungen 68
Herzklappenprothesen, mecha-
   nische 22
Herzkreislauferkrankungen 88
Herz-Lungen-Maschine 84
Herzoperation 16
Herz- und Gefäßsystem 68
Hinterfuß-Valgusdeformität 34
Hirnperfusion 83
Homozystinurie 44
Hornhaut 92
Hüftdysplasie 119
Hüftgelenksveränderung 115
Hüfttotalendoprothese 117
Hühnerbrust 34
Hypertelorismus 42
Hypertension, okuläre 108
Hypothermie 83

I

IFMSO International Federation
   of Marfan Syndrome Organiza-
   tions 7
Infektion 97
Inkarzeration 141
Interaktionsverhalten 61
Interkostalarterien 83
Irritation, Netzhaut 101
Ischämietoleranz 83

K

Kälteverschweißung 103
Kammerwasser 108
Kapselapparat 94
Kapselspannringe 94
Karies 122
Karotisdissektion, spontane 129
Katarakt-Operation 93
Keimzellmosaik 49
Kernspintomographie 84
Klappenapparat 88
Klappensegel, Unversehrtheit 81
Klinefelter-Syndrom 44
Knick-Senk-Fuß 112
Knicksenkfüße 117

Kohärenztomographie, optische
   94
Köhlersche Tränenfigur 115
Komplikationsrisiko, intraoperativ
   94
Körperbild 59
Körperschlagader 88
Korsetttherapie 113
Krafttraining 21
Krallenzehen 119
Krankenakte 10
Krankengymnastik 119
Kunstlinse, kapselsackfixierte 94
Kurzsichtigkeit 100

L

Längenwachstum 14, 100
Laserbehandlung 102
Laserkoagulation 105
Lendenwirbelsäulenskoliose 113
Lichtblitze 101
Linsenabriss 11
Linsenektopie 65
Linsenkapsel 96
Linsenkolobom 93
Linsenverlagerung 93
Liquor-Leck, spontanes cerebro-
   spinales (CSF) 130
Loeys-Dietz-Syndrom 33, 129
Lumen, falsches 77
Lungenprobleme 134

M

Makula 92, 101
Marcumar 22
Marcumar 81
Marfan, Antoine Bernard-Jean 2
Marfan Hilfe (Deutschland) e.V. 7
Marfan-Sprechstunde 10
MASS-Phänotyp 129
»Master of the Disease« – Konzept
   29
Matrix, extrazelluläre 64
Medikamenteneinnahme 95
Meningozelen 127
MEN Marfan Europe Network 7
Mesenterien 140
MIGS 110
Mikrofibrillen 65
Mitralklappe 88
Mitralklappenersatz 70
Mitralklappeninsuffizienz 69

Mitralklappenprolaps   34, 43, 69
Mitralklappensegelprolaps   70
Müdigkeit   15
Multifokallinsen   94
Multiorganerkrankung   10
Muskelaufbau   14
Mutansstreptokokken   122
Mutation, molekulare   32
Mutationsanalyse   50
– molekulargenetische   54
Myopie   43, 97

N

Netzhautablösung   11, 44, 101
Netzhautdegenerationen   105
Netzhautforamen   103
Netzhautkontrolle   105
Netzhautlöcher   100
Netzhautuntersuchungen   93
Neumutationen   44
Neurofibromatose   129
Next-Generation Sequencing
   (NGS)   44
nicht-kanonischer TGFβ-Signalweg
   39
Nosologien   3
Notfall   11

O

Ödeme   71
Offenwinkelglaukom, primäres
   109
Osteoporose   129

P

Papille   108
Parallelsequenzierung, massive
   55
Parodontitis   122
Patelladislokation   113
Patellaluxationen   119
Perikardtamponade   79
Pfannenvorwölbung   115
Phakoemulsifikation   95
Photorezeptoren   92
Physiotherapie   12
Plaqueruptur   78
Plattfußdeformität   117
Pleuradrainage   136
Pleuraspalt   134

Pneumothorax   21, 34
– Risiko   134
Polymere   64
Polypeptidkette   65
Porositäten, pleurale   136
Pressatmung   22
Prolaps, Klappensegel   82
Prophylaxe   105
Propranolol   38
Protrusio acetabuli   112, 115
Protrusionscoxarthrose   116
Pubertät   113

R

Regenbogenhaut   92
Reizhusten   135
Riesen-Meningozelen   130
Rossella Fattori   126
Rückenmark   84
Rundrücken   113
Ruptur   78
Rußflocken   101

S

Sanger-Sequenzierung   45
Sauerstoffschuld   21
Schattenwahrnehmung   102
Schlafapnoe, zentrale und
   obstruktive   71
Schlafscreening   72
Schlaganfall   81
Schleiersehen   105
Schmerz, stechend   135
Schulbesuch   15
Schwangerschaft   24
Schwerbehindertenausweis   15
Schwindel, plötzlicher   71
Scoliosis Research Society   113
Sehschärfe   94
Sehschärfenkontrolle   93
Sehstörungen   14
Selbstassoziation   65
Selbsthilfe   6
Selbsthilfeförderung   6
Selbsthilfegruppe   6
Selbsthilfegruppen   29
Selbsthilfeprinzip   6
Selbsthilfeverein   7
Shprintzen-Goldberg-Syndrom
   33
Silikonöl   104
Sinus-Valsalva   76, 82

Sir Magdi Yacoub   81
Skelettauffälligkeiten   43
Skoliose   28, 32, 42, 112
Sondenamplifikation, multiplexe
   ligationsabhängige (MLPA)   52
Spannungspneumothorax   135
Spinnengliedrigkeit   112
Spondylitis ankylosans   129
Spondylolisthesis   119
Sport   20
sportliche Aktivitäten, aerobe,
   anaerobe   20
Sprungbein, Absenkung   117
Stammbaummerkmale   48
Stent-Wanderung   83
Sternotomie, mediane   83
Stigmatisierung   58
Störungen, depressive   61
Striae   43

T

TGFBR1   42
TGFBR2   42
TGFβ-Rezeptor II   42
Thrombogenizität   81
Thromboseneigung   44
Tirone David   81
Transforming Growth Factor-beta
   (TGFβ)-Signalweg   38
Trichterbrust   28, 43
Trikuspidalklappe   89
Typ-1-Fibrillinopathie   35
Typ-A-Dissektion   77
Typ B Dissektion   77

U

ULSR   113

V

Ventilationsstörung, restriktive
   136
Vereisungstherapie   102
Vererbung, autosomal-dominante
   48
Vierkammerblick   89
Völlegefühl   141

W

Wandspannung, Hauptschlagader
  79
Wiederholungswahrscheinlichkeit
  50

X

X-Syndrom, fragiles   44

Z

Zahnbelag   122
Zahnbettentzündung   122
Zahnfehlstellungen   123
Zahnreinigung, professionelle
  (PZR)   124
Zehendeformitäten   119
Zehenspitzenstand   117
Zerreißungsschmerz   77
Zuckerketten   64
Zwerchfell   141